普通高等教育"十一五"国家级规划教材

新世纪全国高等中医药院校规划教材

中医护理学基础

（供护理专业用）

主　编　刘　虹(湖北中医学院)

副主编　（按姓氏笔画排序）
　　　　巫和蓉(成都中医药大学)
　　　　李艳琳(北京中医药大学)
　　　　陈佩仪(广州中医药大学)

中国中医药出版社

·北　京·

图书在版编目(CIP)数据

中医护理学基础/刘虹主编 .—北京:中国中医药出版社,2005.11 (2015.2重印)
普通高等教育"十一五"国家级规划教材
ISBN 7－80156－680－7

Ⅰ.中… Ⅱ.刘… Ⅲ.中医学:护理学-中医学院-教材 Ⅳ.R248

中国版本图书馆 CIP 数据核字(2005)第 034195 号

中 国 中 医 药 出 版 社 出 版
北京市朝阳区北三环东路 28 号易亨大厦 16 层
邮政编码:100013
传真:64405750
北京时代华都印刷有限公司
各地新华书店经销

*

开本 850×1168 1/16 印张 11.375 字数 266 千字
2005 年 11 月第 1 版 2015 年 2 月第 11 次印刷
书 号 ISBN 7-80156-680-7/R·680

*

定价:14.00 元
网址 WWW.CPTCM.COM

全国高等中医药院校护理专业教材建设
专家指导委员会

新世纪全国高等中医药院校规划教材

《中医护理学基础》编委会

前　言

　　护理学是医学科学领域中重要的分支学科,在人类医疗实践中起着不可替代的重要作用。随着社会的进步,社会文明的不断提高,护理学有了更深刻的内涵、更广阔的外延,承载着更多维护人类身心健康的使命。所以,护理专业人才,尤其是高学历高素质护理人才,不管在我国还是在国外,需求量都越来越大。社会的人才需求,就是教育的人才培养目标。培养高素质、高水平护理专门人才须从教育开始,培养具有中国特色的高水平护理人才需从我国高等中医药院校护理教育开始。为此,国家中医药管理局委托全国中医药高等教育学会规划、组织编写了高等中医药院校护理专业第一套、第一版教材,即"新世纪全国高等中医药院校护理专业规划教材"。

　　为确保教材的科学性、先进性、公认性、权威性、教学适应性,确保教材质量,本套教材采用了"政府指导,学会主办,院校联办,出版社协办"的运作机制。即:教育部、国家中医药管理局宏观指导;全国中医药高等教育学会及全国高等中医药教材建设研究会负责调研、规划、组织编写,以及教材的审定和质量监控;全国开设护理专业的高等中医药院校,既是教材的使用单位,又是编写教材的主体,在研究会的组织下共同参加,联合编写;中国中医药出版社作为中医药行业的专业出版社,积极协助学会、研究会的组织编写出版工作,提供有关编辑出版方面的服务,并提供资金方面的支持。这个"运行机制"集四位于一体,有机地结合了各方面的力量,有效地调动了各方面的积极性,畅通了教材编写出版的各个环节,保证了本套教材按时、按要求、按计划出版。

　　本套教材主要为护理专业的专业课程,共 21 种。至于护理专业开设的相关医学课程,本着"一书多纲"的精神,拟采用新世纪全国高等中医药院校中医学专业相关规划教材。21 门护理专业规划教材是:《护理学导论》《护理学基础》《中医护理学基础》《健康评估》《护理科研》《护理心理学》《护理管理学》《护理伦理学》《护理教育》《护理美学》《内科护理学》《外科护理学》《妇产科护理学》《儿科护理学》《骨伤科护理学》《五官科护理学》《急救护理学》《社区护理学》《养生康复学》《营养与食疗学》《护理专业英语》。

　　鉴于历史原因,我国开展护理高等教育相对较晚,而中医药院校开展高等护理教育更晚,大多数中医药院校都是近几年才陆续开设本科护理教育。所以,中医药院校高等护理教育面临很多困难。如:缺乏适合的本科护理教材;护理师资力量不足,师资队伍参差不齐;尚无编写护理教材经验的专家。为使中医药院校高等护理教育尽快达到本科教育同等水平,同时又具有中医护理特色,本套教材采用双主编制,聘请医学院校具有多年高等护理专业教学、临床和编写高等护理教材经验的专家,以及具有护理专业高层次学历和一定教学经验的专家,与中医药院校具有一定护理教学经验的专家,共同主编第一版供中医药院校本科护理专业用的教材。两位主编排名不分先后,为并列主编。

真诚感谢北京大学、复旦大学、第二军医大学对这套教材的大力支持! 真诚感谢三所大学参加我们这套教材编写的各位专家! 正是她(他)们的参与,使这套教材体现了现代护理教育的高水平。同时也感谢高等中医药院校的护理专家,正是她(他)们的参与,使中医护理的内容在高等教育的教材中得以体现,使这套教材成为目前真正具有中国医学特色的高等护理教材。

本套教材从临床实际出发,以西医病名为主进行编写,部分西医病名难以准确涵盖的中医病证,则以中医病证进行编写。

编写具有中国特色的供中医药院校护理专业本科用的教材尚属首次,中西医护理专家共同合作编写教材也是首次,所以在组织、编写、中西医护理内容的结合等方面都缺乏经验,难免会有不少不尽如人意的地方甚至错漏之处,敬请教学人员、管理人员和学生予以指出,以便重印或再版时修改,以利不断提高教材质量,为培养高水平、高素质护理人才打好基础。谨此,我们向编写和使用本套教材的全体专家、教师和学生致以真诚的感谢!

全 国 中 医 药 高 等 教 育 学 会
全国高等中医药教材建设研究会
中 国 中 医 药 出 版 社

编 写 说 明

随着护理学科的发展，近年来我国中医护理专业本科教育迅速发展，为中医护理事业的发展提供了高素质人才资源，同时对全国统编系列教材的要求也越来越迫切。2003年在国家中医药管理局指导下，由全国高等中医药教材建设研究会主办，"新世纪全国高等中医药院校护理专业规划教材"（第一版）开始编写。《中医护理学基础》是此系列教材之一。

《中医护理学基础》是中医护理专业的一门主干课程。本教材是根据中医护理专业本科培养目标，由来自全国十余所高等中医药院校的护理专业教师联合编写。全书共九章，包括中医护理学发展简史、中医护理学基本任务、中医护理的特点与原则、整体护理、一般护理、中药用药护理、经络腧穴、常用中医护理技术操作、中医护理文件书写规范等内容。其各章执笔者为：第一章刘虹；第二章李艳琳；第三章第一节刘虹，第二节至第三节陈佩仪；第四章巫和蓉；第五章第一节陈佩仪，第二节至第四节刘静茹，第五节至第六节冯立民；第六章第一节姚新、陆义芳，第二节陆义芳，第三节刘虹，第四节陈佩仪、陈燕；第七章郑丽维；第八章第一节至第四节沈勤，第五节陈佩仪，第六节陆义芳，第七节陈佩仪，第八节至第九节李艳琳，第十节刘虹，第十一节郑丽维、巫和蓉，第十二节刘力平，第十三节陈传珍；第九章陆义芳。

本教材注意突出中医特色，并根据学科发展需要引入了现代护理学的思想及概念，如运用护理程序，以评估、计划、实施、评价作为主线等。注重培养学生掌握中医护理学的基础理论、基本知识、常用技能。适用于护理本科四年制、五年制教学，也可作为在职护士继续教育的教科书使用。

本书在编写过程中，承蒙北京中医药大学护理学院刘永兰教授的悉心指导，并得到了全国护理界同仁的支持和帮助，在此一并表示感谢。

由于时间仓促，不妥之处在所难免，恳请使用教材的师生、读者和护理界同仁指正。

编 者

目 录

第一章

中医护理学发展简史

在历史的长河中，医药、护理是人类的需要。由于古代医护一体，护理知识散见于各医家的著作中。随着社会的进步和医学科学的发展，护理经验也不断被挖掘整理，并逐步系统化、理论化，至今已成为一门独立学科。随着医学模式由简单的生物医学模式向生物—心理—社会医学模式的转变，护理学有了质的飞跃，从以疾病为中心转变到以患者为中心、以人的健康为中心，从而达到国际护士协会提出的"保证生命、减轻痛苦、促进健康"的要求。为了更好地学习中医护理学基础这门课程，简要了解中医护理学的发展历程是完全必要的。

第一节　古代中医护理学（远古～公元 1840 年）

护理的历史源远流长，可以说，自从有了人类就有了护理。经查现存的古医籍中尚未发现有护理一词，古医籍中仅有调理、调养、调护、调慎、侍疾等记载。中医护理是以调养为特色，它包涵调理和护理两种医护手段。调理是指医护工作者指导患者调摄、养慎、避忌，以调动患者的积极因素，以患者为主体，如调七情、适寒温、病后调护等。护理则是医护工作者施与患者以照料、服侍、服药、观察，如煎药、服药、药后观察、急救、常用的护理技术操作等。

一、原始社会时期（远古）

人类的远古祖先生活在山川、丛林之中，以植物的根、茎、果、叶和捕捉野兽为食，用树叶遮体；群居于洞穴中，以躲避风寒和逃避猛兽的袭击。最初他们学会使用树枝、木棍作为简单的工具，打落树上的果实，用石头砸死动物，果腹充饥。在发现"北京猿人"的周口店山顶洞穴的遗址中，进一步发现了他们已会用火、石斧和石锤，并把兽骨磨成"骨针"来缝制兽皮，当作衣服。遇有伤患或皮肤发痒，会用舌头舔或涂抹唾液。负伤时，会到溪流中用水冲洗受伤部位，去掉血垢，防止感染。不慎骨折时，就用树枝固定等等。但对疾病和死亡，则听之任之，无法救治，因此，原始人的寿命很短。人类在与自然作斗争的过程中，不断适应环境，探索克服困难的方法，历经采集、石器、渔猎、农牧等漫长的时期，积累了丰富的生活和生产经验，由群居逐步发展为最早的氏族家庭的形式。家庭是人类的生活中心，是生命生长发育的摇篮。出于母爱的本能，妇女们在扶老携幼、操持家务、维护健康、照顾病残等方面起着至关重要的作用，如按摩、骨折固定、热石止血、尸体包裹等都起源于家庭，在家庭中进行的。这就是医疗护理的萌芽。

二、夏至春秋时期（公元前21世纪～公元前475年）

进入奴隶社会以后，社会生产力和科学文化得到了发展，改善了人们的物质文化生活，同时也为医、护知识的积累和提高创造了有利条件。如《周礼·天官》所记载医事制度中，医师（卫生行政官员）之下设有士、府、史、徒等专职人员，"徒"就兼有护理职能，负责看护病人。当时对个人卫生、环境卫生、饮食卫生、精神卫生等已开始关注。夏商两代，人们已有洗脸、洗手、洗脚、沐浴和洗涤食具等卫生习惯，并提出了"疾病，内外皆扫，……加新衣"的清洁措施。到了周代，人们养成早晨盥洗、漱口的习惯。人们对改善环境卫生的认识亦开始提高，如民宅周围注意排除积水和污水，晒扫居处、灭虫等以保持环境的整洁。并逐渐懂得了利用地下水，如修井和清洁井水。

商周以来，随着农副产品品种的增加和烹调技术的改进，人们对食补、食护也日益重视起来。《周礼·天官》载："以五味、五谷、五药养其病"，"凡疗疡，以五毒攻之，以五气养之，以五药疗之，以五味节之。凡药，以酸养骨，以辛养筋，以咸养脉，以甘养肉，以滑养窍"。此处所说"五味"、"五谷"、"五气"及"酸"、"辛"、"咸"、"甘"、"滑"等，皆是指以五谷为主的粮食和各种味觉的食物而言的。反映了当时已不再把饮食单纯看作充饥保命之用，而是将其与调理滋养身体和医治疾病联系起来。这无疑为后世食护和食治日益受到关注和最终形成专门学科开创了先河。

当时人们对精神因素与发病的关系，也有了初步认识。《周礼·天官》云："喜、怒、哀、乐、爱、恶、欲之情，过则有伤"。认为太过的情志活动，会有损健康，招致疾病。强调保持心情和心态的平静。这对后世情志护理很有启迪。

按摩疗法起源于原始社会，到殷商时期，已成为民间最常用的医护手段之一。如《枕中记·导引》记载："常以两手拭面，令人面有光泽，斑皱不生。""顺发摩项良久，摩手以浴面目，久久令人明目，邪气不干。"在春秋时期，人们对流行病和传染病也有了初步认识，为了保护自身免受感染，人们有意识地远离和回避传染病源，这实际上已带有"隔离"防疫的含义，可视为后世"隔离"的端绪。

三、战国至东汉时期（公元前475～公元220年）

此时期为我国医学发展的鼎盛时期，有了道家、墨家、儒家、阴阳家等不同的学术流派，医学也有了很大的进步，出现了许多专业医生和医学专著。

《黄帝内经》是我国现存最早的一部医学专著，包括《素问》和《灵枢》两部分。它全面总结了秦汉以前的医学成就，不仅奠定了中医学的理论基础，同时也论述了中医护理的各个方面。①《素问·脏气法时论》指出："毒药攻邪，五谷为养，五果为助，五畜为益，五菜为充，气味合而服之，以补益精气。"对疾病饮食宜忌做了较详细的论述。对于后世中医临证饮食调护具有一定的指导意义。②《素问·四气调神大论》指出："夫四时阴阳者，万物之根本也，所以，圣人春夏养阳，秋冬养阴，以从其根，故与万物沉浮于生长之门。"提醒人们顺应四时气候，做好生活起居护理，避免疾病的发生。③对情志护理予以高度重视，认为情绪刺激或情志过极可导致人体气血失调，气机不和，脏腑功能紊乱，诱发或加重疾病，如"怒则气上"、"喜则气缓"、"悲则气消"、"恐则气下"、"惊则气乱"、"思则气结"等，同时还指出医护人员在与患者交谈时要注意方式和方法。

东汉末年著名医家张仲景的《伤寒杂病论》，是我国医学史上极有影响的一部临床医学巨著，它不仅奠定了中医辨证论治理论体系的基础，也为临床辨证施护开创了先河。①《伤寒论》中桂枝汤对煎药方法、服药方法、注意事项、药后观察及饮食宜忌均有详细记载。并提出了八法的护理，也是辨证施护的重要内容。②《伤寒论·阴阳篇》中记载了对津枯肠燥、大便秘结者用蜜煎导方通之，或用猪胆汁灌肠排出宿粪，是关于灌肠疗法的最早记载。③《金匮要略·杂疗方》中，详细记载了抢救自缢、溺死患者的具体操作过程，从而成为世界上最早开展急诊复苏护理的范例。

后汉三国时期的名医华佗，首创酒服麻沸散作为外科手术的麻醉剂，他还是保健体操的创始人。认为："人体欲得劳动，但不得使极耳。动摇则谷气以消，血脉流通，病不得生，譬如户枢终不朽也。"并模仿虎、鹿、熊、猿、鸟五种动物的动作姿态，创造了"五禽戏"，将体育与医疗、护理结合起来，从而创立了世界最早的外科护理及康复护理。

四、魏晋南北朝时期（公元 220 ~ 581 年）

秦汉以后，魏晋南北朝时期虽经历了长期的战争，但医药学取得了长足的进步。晋代葛洪著《肘后备急方》，集中医急救、传染病及内、外、妇、儿、骨伤各科之大成。书中记载了腹水患者的饮食要求："勿食盐，常食小豆饭，食小豆汁、鲤鱼佳也。"另外还十分重视导引在养生保健中的实用价值，称之为养身的"大律"，祛病的"玄术"。

南北朝时期龚庆宣所著《刘涓子鬼遗方》，是我国现存最早的一部外科专著，书中记载，对腹部外伤肠管脱出者，还纳时要注意保持环境清洁、安静，还应注意外敷药的干湿，干后即当更换，这的确是护理中值得注意的问题。

魏时嵇康极为看重精神因素的作用，他提出"清虚静泰，少私寡欲"的观点，把养神与节情欲，弃厚味，服补药，饮清泉，沐朝阳，调五弦等结合起来。其后，南朝医家陶弘景专务吐纳养生，所著《养生延命录》记录了他对此道的研究和实践。

五、隋唐五代时期（公元 581 ~ 960 年）

隋唐五代时期，是封建社会的繁荣阶段，这时隋唐统治者直接参与医学事业的领导和组织，采取了一些促进医学发展的重大政策和措施。由于临床医学专科化的发展，使中医护理学得到进一步的充实和提高，总结了许多专科护理经验。

隋朝巢元方等人编写的《诸病源候论》，虽是阐述病源学的专著，但也记载了很多疾病的护理知识。尤其在病情观察方面，对中风、淋证、温热病的病情观察记录很详细，提倡根据脉象来观察病情，认为脉直疾、脉疾而细等都是病情恶化的表现。在外科方面，"金疮肠断候"介绍了外科肠吻合术后的饮食护理，指出："当作研米粥饮之，二十余日，稍作强糜食之，百日后，乃可进饭耳。饱食者，令人肠痛决。"可见当时已十分重视术后护理。在妇科方面，"妇人妊娠病诸候"记录了北齐徐之才"十月养胎法"的内容，强调妇女妊娠期间，当注意饮食起居以及情志的调养。这对保护产妇和胎儿的身心健康，防止流产具有积极的作用。还介绍了乳痈的护理方法"手助捻去其汁，并令旁人助嗍引"，以使淤积的乳汁排出，而使乳痈消散。这一护理方法一直沿用至今。在儿科方面，书中首列"养小儿候"。认为"小儿始生，肌肤未成，不可暖衣，暖衣则令筋骨缓弱，宜时见风日，若都不见风日，则令肌肤脆软"。主张在和暖无风的时候应抱小儿于阳光中嬉戏，经常如此，可使孩子身体健康，耐受风寒，不易得病。

唐代孙思邈所著《千金方》中，更加详细地介绍了各科临证护理、投药、食疗、婴幼儿护理保健等内容，为儿科临证护理做出了巨大的贡献。在养生保健方面，提倡"预防为主"，对饮食、起居、衣着等亦有具体论述，如"饥忌浴，饱忌沐"，"浴沐后不得触风冷"等。他还首创了用细葱管进行导尿，这一方法比1860年法国人发明的橡皮管导尿术要早1200多年。同时还发明了蜡疗和热熨法。在"大医习业"和"大医精诚"两篇文章中，对医德进行了论述，强调对患者要不分贫富贵贱，一视同仁；告诫医护人员不可以医术作为获取钱财的手段；要从患者的利益出发，在医疗作风上要有德有体、仪表端庄，有高度的社会责任感。

唐代王焘所著《外台秘要》，是一部综合性的巨著，最为突出的贡献是对传染病的论述。提出禁止带菌人进入产房和"不得令家有死丧或污秽之人来探"等探视制度。

我国早在唐朝就开始有了护理记录、消毒预防与劳动保护。公元七八世纪时，人们对产生有毒气体的地点、浓度变化规律等有具体探测方法，如当时已有用动物试验的方法，来探测古井及深坑中的有害气体。

六、宋金元时期（公元960～1368年）

宋金元时期是我国医学史上的一个重要转折时期，活字印刷术的发明，为医学著作的传播、整理、研究创造了条件。当时医学百家争鸣，百花齐放，出现了金元四大家等著名医家。临证医学的分科更加精细，使中医护理学得到了全面发展。

《太平圣惠方》中具体阐述了根据不同性质的药物，选择不同的服药时间、服饵之法；补泻之用，加减之宜，皆根据患者之实情，灵活变通，不得千篇一律。并强调"药气"和"食气"的关系。对饵汤、助药、作息等护理方法也有较详细的阐述。

陈自明著《妇人大全良方》，论述了妊娠随月份服药及将息法、产前将护法、产后将护法、食忌、孕妇药忌等。在孕妇护理方面提出，为了满足孕妇本身和胎儿生长发育对营养物质的需要，必须注意并加强孕妇的饮食调护，妊娠前五月，胎儿吸收母体营养不多，孕妇膳食与常人无大差异；后五月，因胎儿发育加快，故孕妇的膳食，宜调味，食甘美，以刺激食欲，增加食量。但仍应有节，勿大饱，以免体重过增，使胎儿发育过快，而致难产。在产后护理中，指出产妇需充分休息，助产者用手轻轻自上而下按摩腹部，以促进子宫复原，减少产后出血，防止发生产后血晕。同时应尽力避免影响产妇身心健康的谈话和精神刺激。

李杲的《脾胃论》，提出了"安养心神，调治脾胃"的学术见解。他非常重视饮食、劳倦、情志的护理。指出患者当控制情绪，切忌大喜大悲等情志剧烈变化，宜保持清静，精神愉快。还主张无病亦须保护脾胃功能，不宜常服淡渗利尿之方药，不宜吃酸、咸、苦、辛等食物，以防损伤脾胃的元气；"宜温暖、避风寒、省言语、适劳逸"，如此方能正气存内，邪不可干。

朱丹溪在《格致余论》中倡导"养生"、"节欲"、"茹淡"，指出"纵欲则失血伤津，寡欲能养血生津"，"多吃膏粱厚味，将有致疾伐命之毒"，为生活起居护理提供了理论依据。

东轩居士著《卫济宝书》，介绍了"五善七恶"之说，作为医护人员判断外科疾病善恶顺逆的标准。在"打针法"中指出对所制的刀、钩等外科器械要用"桑白皮、紫藤香煮一周时，以紫藤香末藏之"，这是世界上对外科手术器械进行煮沸消毒，并用香料药粉作灭菌贮藏备用的最早文字记载。

齐德之著《外科精义》，书中有"论将护忌法"篇，专门论述护理。首先提出病室环境宜安静；其次，规定了探视制度："只可方便省问，不可久坐多言，劳倦病人"。再次强调饮食卫生及营养，做好康复护理，如对外科疮疡的恢复期护理等。

元代忽思慧的《饮膳正要》，是一部营养学专书，记载了养生避忌、妊娠食忌、乳母食忌、饮酒避忌等内容，提出"善摄生者，薄滋味，省思虑，节嗜欲，戒喜怒，惜元气，简言语，轻得失，破忧阻，除妄想，远好恶，收视听，勤内固，不劳神，不劳形，神形既安，病患何由而致也"。从饮食、生活、情志等方面阐述了调护的重要性。

七、明清时期（公元 1368～1840 年）

明清时期（公元 1368～1840 年鸦片战争前）中医护理在疾病的康复、妇婴保健以及老年人的将养方面均占有相当重要的地位，在一些综合性著作及内、外、妇、儿、老年养生等专著中，均有丰富的记述，有的医著中还有专门论述护理的章节。如明代王肯堂《证治准绳·疡医》有专门一节论"将护"；陈实功《外科正宗》有"调理须知"一节；清代袁昌龄《养生三要》有"病家须知"；而钱襄则著有我国最早的中医护理专著《侍疾要语》，被收入《槃香斋丛书》及《娄东杂著木集》中。

明清时期，温病肆虐，促进了温病学的发展，无论在理法方药方面，还是在病情的观察和护理方面，都积累了丰富的经验。由于温病病情发展快，变化多，因此在温病的护理中，必须密切观察病情的动态变化。

明末吴又可在《瘟疫论》中指出，患者烦渴、大渴皆因内热、大热所致，故除使用药物清热解毒外，还需在护理上辅助降温解渴，如饮服西瓜汁、梨汁、蔗浆，用井水、冷水或雪水擦浴等。

清代吴鞠通《温病条辨·中焦篇》对热病的口腔护理有所记载："以新布蘸新汲凉水，再蘸薄荷细末，频擦舌上。"另记载："胃液干燥，外感已净者，牛乳饮主之。"针对流行性热病的不同病程和病情，制定了十分具体而合理的饮食菜单。

清代叶天士在《温热论》中指出："舌白而薄者，外感风寒也……若白干薄者，肺津伤也……"，"其热传营，舌必绛"，"齿若光燥如石者，胃热盛也"等。对温病病情的观察、预后的判断均有重要参考价值。

对传染病的防疫隔离措施，明清时期也有明确记载。陈耕道《疫痧草》指出："家有疫痧人，吸收病人之毒而发者为传染，兄发痧而使弟服药，盍若弟发痧而使兄他居之为妙乎！"清廷特设"查痘章京"一职，专查天花患者，并强令迁出四五十里以外居住，这些都是有效的隔离措施。明清时期已广泛而有效地应用人痘接种术预防天花。这种预防天花的措施实为人工免疫法的先驱。

第二节　近代中医护理学（公元 1840 ~ 1949 年）

1840 年鸦片战争以后，我国逐步沦为半殖民地、半封建社会，西方列强通过炮舰轰开清政府闭关自守的大门，作为列强推行文化侵略工具的西方医学在我国广泛流传和渗透。与此同时，政府采取了一系列措施限制中医，要废止、甚至消灭中医，致使我国传统医学的发展停滞不前。

一、中医护理学的发展

近百年来中医学的发展步履维艰，这时期的中医护理学，运用中医固有的各种护理知识和手段，由医生、徒弟、助手、患者及家属共同承担护理职责。如在精神护理方面，《医药卫生录·服侍部》认为，患者对世事应淡然处之，不必过于计较，要努力做到逍遥自在，随缘度日，并在精神上善于自我调节、自我解脱，切忌事事烦恼，怨天尤人。在饮食护理方面，对患者的饮食宜忌极为重视，吴尚先于 1870 年刊行的《理瀹骈文》中说："饮食治法，如发散用姜、葱、蒜；热用椒、茴；凉用瓜、蔗、梨、藕；补用莲、芡、柿、乌鸡、羊肝、牛乳，以及盐、油、糖、蜜、酒、醋、茶水、糕粥之类，古皆疗疾，特有忌者当慎耳。"明确提出某些疾病对于一些饮食有禁忌，理当慎之。在《理瀹骈文·续增略言》里，还专门讨论了中风后遗症的护理，如："中风口眼歪斜乃经络之病，用生瓜蒌汁和大麦面为饼，炙热熨心头（熨贴心口），此治本之法也。"

值得注意的是，随着医护经验的积累，特别是我国外治法专书《理瀹骈文》的问世，创立了数十余种中医外治法，不仅满足了当时医疗上"内病外治"的需要，同时也为中医护理提供了许多简便实用的操作技术。如"水肿，捣葱一斤坐身下，水从小便出"，"治痢用平胃散炒热敷脐上，冷则易之，又治久痢人虚或血崩肿者，不要用升药，用补中益气汤坐熏"等。此外，还重申瘟疫时证患者，宜分房别舍，健康人不得与之同住，亲朋亦不使入室，只留一二身体壮实者服侍患者，以阻断传染源，控制传染病的蔓延。该书还把个人日常卫生与保健、防病、除疾等联系起来。

二、中医办学的发展

我国官办医学教育，一直是延用太医院办学制，在民间则主要表现为师徒授受。鸦片战争以后，清廷一些主张"自强求富"的官员，开办了"京师同文馆"，可谓近代最早的医学院。名医陈虬在浙江瑞安创办"利济医学堂"，除学习医籍外，兼课以古今中外一切学术，堪称近代早期较有影响的医学校。戊戌变法后，废除八股取士，建校之风日起，在重庆、广州均有名称各不相同的医校成立。虽然办学条件和规模都很有限，但办学思想、经验、学制、教材、考试和实习制度及课程设置等方面，都为日后最终成立中医护校，奠定了基础。

三、创办中医院

近代西方教会在我国设立诊所，继而扩建或兴建医院。处在中西医争论时期的中医界有识之士对此深有感触，他们大胆尝试，艰苦创业，兴办中医院。如江苏孟河医家丁甘仁，在其门生余渭协助下，先后在上海办起了沪南、沪北广益中医院，一边医疗，一边从事临床教学。丁氏另一得意门生秦伯未，创办了中医疗养院，设病床百余张，供中医学生临床实习。再如当时中医界名流李平书，创办了神州医院和上海医院，并在上海南京路兴建了粹华制药厂，可谓数千年来未有之创举。此外，还有神州医药总会创办的沪南神州医院，由朱鸿寿出任院长的宝山县刘行乡中西普通医院，杨燧熙创办的镇江京江医院和清心医院，以及蔡章创建的江湾医院等，皆可称为中医界兴办医院的先驱。

四、护士队伍的形成

1840年鸦片战争以后，随着西方列强文化侵略的逐步深入，帝国主义开始在我国各通商口岸和大都市开设了医院。最初这些医院里的护士全由外籍人士担任，后来各医院根据需要也招收少量中国学员，培养他们担任护理工作。这可能是我国最早出现的护士。至20世纪初，各西方国家教会、政府甚至个人在中国设立的医院、护士学校日益增多，在1890~1915年仅教会学校就有23所，另有护士学校、药学校及助产学校36所。其中由各国教会合办的北京协和医科大学（1915年）和齐鲁大学医学院（1916~1917年）所附设的护士学校，在全国颇有影响。

第三节　现代中医护理学（公元1949年~目前）

新中国成立以后，国家高度重视中医药事业，开办中医医院及中医医、药、护高等、中等教育，将我国传统医学写入宪法，掀开了中医护理学发展史上崭新的一页。

一、中医护理学成为一门独立的学科

虽然历史上有过"侍疾"、"将护"的名词，但自古以来中医护理工作一直由医生及家属所兼任。这种状态一直延续到近代。新中国成立后，政府制订了一系列扶持中医政策，使中医药事业得到蓬勃发展。各地中医院纷纷建立，并且开始了严格的医护分工，在一些综合性医院的中医病房和各中医院，专业护士已有了专门编制。这些中医护理工作者大部分都经过学校教育和多种形式的在职教育，以及临床实践锻炼，他们学习并掌握了中医护理基本知识与技能，成为发展中医护理事业的一支必不可少的专业队伍，其中还涌现出一批既有丰富临床护理经验，又有一定科研能力和管理水平的中医护理技术骨干。

1979年，卫生部颁布了"关于加强护理教育的意见"，明确提出了护理学是一门专门的学科，是医学科学的重要组成部分。1984年6月在南京召开了中华护理学会中医、中西医结合护理学术会议，会上成立了中华护理学会中医、中西医结合护理学术委员会。从此，中

医护理学正式成为一门独立的学科。

二、护理在中医学中的地位和作用

1. 护理与医疗一体　中医护理学是中医学的重要组成部分，中医护理的基本理论与中医护理的技术操作，使得中医理论体系更趋完善。

2. 护理与医疗并重　护理在治疗过程中占有举足轻重的地位，并贯穿于治疗过程的始终。适当的护理有助于患者的康复，反之则可延缓或加重病情。从患者住院之日起至患者出院后的康复，护理人员都参与了资料的收集、分析、制定护理措施以及措施的实施。因而护理工作是不可缺少的。

3. 护理是医疗的延续　护理是巩固疗效而必须采取的措施。治疗虽然可使疾病得到治愈、缓解和控制，但疗效的维持必须以护理工作为依托，中医护理有其独特的技术和方法，可促进疾病的痊愈和康复。

三、中医护理管理

为了加强对护理工作的领导，国家卫生部医政司设立了护理处，负责管理全国护理工作，制定相关政策法规。各省、市、自治区卫生厅（局）在医政处下设专职护理管理干部，负责协调管辖范围内的护理工作。

1993 年 3 月卫生部颁发了我国第一个关于护士执业和注册的部长令和《中华人民共和国护士管理办法》，1995 年 6 月首次举行全国范围内的护士执业考试，考试合格获执业证书者方可申请注册，使护理管理工作逐步走上法制化轨道。

1996 年国家中医药管理局医政司主持编写了《中医护理常规技术操作规程》，在全国各地中医医疗单位推广使用，同时各地还根据本地区的病种，以及其他具体情况的不同，分别制定了本地区、本单位的护理常规。1997 年国务院批准卫生部颁发了《卫生技术人员职称及晋升条例（试行）》，明确规定了护理专业人员的高级、中级和初级职称。

四、中医护理临床实践

在中医临床护理工作中广泛采用了中医"传统疗法"，如针灸、推拿、拔火罐、刮痧、挑治以及小验方的应用等。随着现代护理理念更新，护理人员开始加强基础护理工作，从整体出发，应用护理程序为患者提供积极、主动的护理服务，并开展了中医护理社区健康教育，包括生活起居、饮食、心理、运动、合理用药、药物煎煮法、饮食与药物宜忌、不良习惯的矫正等。

五、中医护理教育

为了给中医护理事业的发展提供专门人才，自 50 年代以来，江苏、北京、上海等地先后开办了中医护士学校及中医护理班。至 1990 年，全国已有 7 所中医护士学校，25 所中医学校开设了中医护理专业。20 世纪 80 年代中期，南京、北京、湖北、黑龙江等中医院校开设了高级护理专科教育。2000 年以后，全国有 23 所中医院校开办了中医护理本科教育，部分院校还开设了中医护理涉外教育和中医护理硕士教育。同时，各地还举办了中医护理专业证书班、中医护理专科和本科自考班，对在职护士进行学历教育，以提高他们的专业素质，适应社会发展的需要。

六、中医护理科研

从 1984 年 6 月第一次全国中医、中西医结合护理学术交流会的论文可以看出，中医护理的科研工作已经开始起步，并取得了一定的成绩。1990 年以后，随着高等护理教育培养的学生进入临床、教育和科研岗位，我国的护理研究有了很大的发展，一些高等护理教育机构或医院相继设立了护理研究中心，所进行的科学研究的成果对指导临床护理工作起到了积极作用。在学术交流会或期刊上发表的科研文章日益增多，且质量不断提高。中医护理文献的发掘、整理和研究也取得了较大的成绩。

七、中医护理学术活动

1977 年以来，中华护理学会和各地分会先后恢复学术活动，多次召开护理学术交流会，举办各种不同类型的专题学习班和研讨班等。并成立了学术委员会和各护理专科委员会，以促进交流。1980 年以后，国际学术交流活动日益增多，中华护理学会及各地护理学会多次举办国际护理学术交流会，并与多国专家开展互访活动，同时还选派一批护理骨干和教师出国深造或短期进修，获硕士或博士学位后回国工作。中医护理学的发展，逐步得到国际护理界的重视。许多国家的护理代表团先后来参观或考察中医护理工作，增进了国际间的学术交流，开阔了视野，活跃了学术氛围，扩大了中医护理事业在国际上的影响，促进了我国护理学科的发展。

第二章

中医护理学的基本任务与范畴

中医护理学是以中医理论为指导，以护理程序为框架，运用整体观念，对疾病进行辨证施护，并运用传统护理技术与方法，对患者及人群施以照顾和服务，保护人类健康的一门应用学科。

护理实践来源于人类的社会生活实践，随着历史的发展、时代的进步，以及医学模式的转变，护理的内涵也在不断的充实和完善。目前我国医药卫生护理事业的基本任务是保护人民健康，防治重大疾病，控制人口增长，提高人口健康素质，解决经济、社会发展和人民生活中迫切需要解决的卫生保健问题。

第一节　中医护理学的任务

随着医学模式的转变，现代护理学从"以疾病为中心"转变为"以病人为中心"，并进一步向"以人的健康为中心"的新的护理模式发展。这正与中医护理"天人相应"、"返璞归真"的自然观、整体观和以人为本的思想相吻合。

一、护理学的任务

1965 年 6 月修订的《护士伦理国际法》中规定：护士的权利与义务是保护生命，减轻痛苦，促进健康；护士唯一的任务是帮助患者恢复健康，帮助健康人提高健康水平。并明确规定了护理学的任务：①建立有助于康复的物质和精神环境。②着重用教授和示范的方法预防疾病。③为个人、家庭和居民提供保健服务。

WHO 专家委员会提出：护理是全面、完整的健康照顾，对健康和疾病的五个方面均应提供服务：

（1）健康维护阶段：帮助人们维持并取得最佳程度的健康状态。

（2）危险渐增阶段：在尚未感染疾病阶段，协助人们采取措施预防疾病、维护健康。

（3）早期检测阶段：在发病的初期，能及时发现问题，运用早期诊断和治疗以防止病情继续发展。

（4）临床治疗阶段：帮助那些被急病或重病折磨的人摆脱病痛，或在患者面对死亡时给予安慰和支持，使其坦然地走过人生的最后阶段。

（5）康复阶段：帮助患者摆脱因疾病所带来的虚弱无力感或帮助他们发挥体内最大的潜能，逐步恢复健康。

二、中医护理学的任务

1. 预防疾病、维护健康　祖国医学十分重视预防疾病，认为预防是积极的、主动的，相比之下，治疗则是消极的、被动的措施，即所谓"圣人不治已病治未病"。所以，中医护理学的任务就是运用中医饮食调护、情志调理法及独特的护理技术等，使人们心情愉快，精神放松，加之起居有常的作息制度、劳逸结合的体育健身等，使人们长期保持健康的状态。

2. 既病防变、控制病情　既病防变指在发生疾病以后要早期诊断、早期治疗，防止疾病的发展与传变。《素问·阴阳应象大论》曰："故邪风之至，疾如风雨，故善治者治皮毛，其次治肌肤，其次治筋脉，其次治六腑，其次治五脏。治五脏者，半死半生也。"说明外邪侵入人体，如果不做及时处理，病邪就步步深入，侵犯内脏，病情愈来愈重，治疗就愈困难。所以，中医护理学的任务就是要根据疾病的传变规律进行有效护理，争取在疾病变化之前采取措施，避免病情向严重或恶化的方向发展，并提出了"务必先安未受邪之地"的原则。

3. 病后调护、促进康复　经过积极的治疗，有效的控制，正气战胜邪气，病情向好的方向转化。这时邪气已衰，正气渐复，脏腑功能逐渐恢复，疾病好转，趋于痊愈；此时，中医护理学的任务就是加强病证后期的调护，促进康复。在病证后期，应根据患者的具体情况做好四时气象护理，适当加强体育锻炼，劳逸结合，合理调配饮食，并注意调畅情志，这些对于疾病的康复是非常有益的。

4. 积极养护、以防复发　久病初愈，真元尚虚，气血未复，卫外防御功能低下，此时可采取调节饮食，加强营养，补益脾肾及自然调护的方法以扶正助卫，防止虚邪贼风的侵袭；另外，大病初愈，脾胃虚弱，在饮食上要合理搭配，注意忌口，不可强食、纵食、暴食，以防复伤脾胃。因此，中医护理学的任务就是在疾病痊愈之后，还要注意积极养护，充分运用中医护理的方法，做好生活起居、饮食等护理，防止因风邪复病、因食复病、因劳复病及因情复病。

5. 适度锻炼、养生防病　适度的活动有利于调畅气血、活动筋骨、健脑强神，以增强机体免疫力，预防疾病，养生延年。孙思邈《备急千金要方》指出："养性之道，常欲小劳，但莫大疲及强所不能堪耳。"故中医护理学的任务就是运用中医传统体育锻炼的方法，如太极拳、太极剑、八段锦等，指导患者锻炼，以达到预防疾病、延年益寿的目的。

第二节　中医护理学的范畴

一、中医护理学的理论范畴

1. 确立中医护理学研究的对象　护理学研究的对象是随着护理学科的发展而不断变化发展的，现代护理学的研究对象已从单纯的生物人转向整体的人和社会化的人。而中医护理学在中医历史发展的长河中，始终以整体观念、辨证施护为指导，把整体的人作为自己研究的对象，充分体现了中医护理的特色。

2. 研究中医护理学的理论体系 自古医护不分，中医护理学的理论体系始终以中医学为依托，伴随着中医学的发展而发展。自新中国成立以来，随着中医药事业的蓬勃发展，中医护理学亦逐渐形成了一门独立的学科。并随着护理实践新领域的开辟，充实了现代护理学的理论与经验，形成了独具特色的中医护理理论体系，并与自然科学、社会科学、人文科学等多学科相互渗透，在理论上相互启迪、在方法上相互促进、在技术上相互借鉴，形成一些新的综合理论，从而推动了中医护理学科体系的发展和完善。

3. 研究中医护理学与社会发展的关系 主要研究中医护理学在社会中的地位、作用及价值，研究社会对中医护理学的影响及社会发展对中医护理学的要求等。如由于社会生活水平的提高、人们对自身健康的重视，使养生护理学、饮食营养学、四时气象护理学等得到了广泛的应用；随着慢性病患者的增加，老年人口的增多，社区护理的迅速发展，使中医护理有了更广阔的应用空间。

4. 开展中医护理科研，提高中医护理人员素质 中医护理学科的发展离不开人类社会的发展，随着社会的进步、科学的发展，人类对自身的认识也逐渐深入，使得以人为研究对象的学科得到充分的发展。中医护理学科的发展对从事学科研究人员的自身素质也提出了更高的要求。所以，如何培养和造就一批具有现代护理知识和科研能力的高素质中医护理人才，已成为中医护理教育的当务之急。

二、中医护理学的实践范畴

中医护理学的实践范畴包括临床护理、社区护理、护理管理、护理教育及护理科研等。

1. 中医临床护理 中医临床护理服务的对象是患者，其内容包括一般护理和专科护理。

（1）一般护理：是以中医护理学的基本理论、知识和技能为基础，结合患者身心特点及治疗康复的需求，为患者提供护理，以满足患者的基本需要。如居室环境的调控、生活起居的护理、饮食营养的调护、情志护理及病情观察等。

（2）专科护理：是以中医护理学及相关学科理论为基础，结合各专科患者的特点及诊疗要求，为患者提供护理；主要包括各专科护理常规、护理技术、用药后的护理以及病情观察等，如内、外、妇、儿等各类疾病的护理。

2. 中医社区护理 社区护理是借助有组织的社会力量，以社区人群为服务对象，以临床护理知识和技能为基础，结合社区特点，采用有中医特色的护理方法，对个人、家庭和社区提供促进健康、预防疾病、早期诊断、早期治疗、减少残障等服务，提高社区人群的健康水平。

3. 中医护理管理 运用现代管理学的理论，指导护理工作的各个方面，如对护理人员、学生进行科学的计划、组织、协调和控制，采用人性化、数字化、网络化、经济化的管理方法，提高中医护理工作的质量和效率，为患者提供更全面、更系统的服务。

4. 中医护理教育 为了适应医疗卫生服务和医学科学技术发展的需要，中医护理教育将以教育学、护理学及中医护理学为基础，有目的、有计划地培养中医护理人才。

5. 中医护理科研　护理科研是运用科学的方法，回答和解决护理领域的问题，直接或间接指导护理实践的过程。中医护理科研是推动护理学学科发展，促进中医护理理论、知识、技能更新的有效措施。

第三节　中医护理人员的道德要求

一、概述

"道德"一词，在我国古籍中很早便已存在，"道"和"德"最初是作为两个概念使用的，"道"表示事物运动变化的规律和规则，也指事物的最高原则；"德"是依据"道"去行动而所得，即人们认识了"道"，内修于己、外施于人，便是"德"。后来，"道"和"德"在《荀子·劝学》中被合称并赋予了新的含义："故学至乎而止矣，夫是之谓道德之极。"由此可见，中国古代道德的概念，既包含道德规范，也包含个人品性修养。故道德的概念是指调整个体之间，个体同社会、集体之间利益关系的行为准则和规范的总和，是做人的法则和社会的规范。

护理道德是人类通过护理实践世代积累的认识体系，是社会道德的一个重要领域，是人们在长期的护理实践中逐渐形成的。护理道德是协调护理人员、患者和医生之间关系的职业行为准则和规范，涉及到护理人员个人的思想品德、道德修养和工作作风。中医护理道德的基本原则是中医伦理学中一个最基本的问题，贯穿于医德发展过程的始终，是衡量护理人员一切动机和行为的最高道德标准。

医护道德准则和规范的发展，可谓源远流长。早在《孝经》孔子与曾参的问答中，孔子云："天地之性人为贵"，指出了天地之间的生命，人是最宝贵的。后来，在儒家"仁"和墨家"兼爱"思想的影响下，我国早期的医学巨著《黄帝内经》提出了"天覆地载，万物悉备，莫贵于人"和"济群生"的中医道德观念，并对当时的医护道德予以朴素的总结，确定了医务人员的道德规范，其主要内容有：①生命是人类最宝贵的东西；②医务人员应以品德为重，博学多闻；③应坚持科学，反对鬼神；④诊治要认真，医术要精湛；⑤提倡"不治已病，治未病"。确立了"仁爱救人"的中医道德基本原则。

在漫长的医疗历史实践中，出现了许多道德品质高尚的医家，为后人树立了榜样。如战国时期的名医扁鹊，他不仅医术高明，而且品德高尚，不慕名利，不攀权贵，对患者关怀备至。华佗是三国时东汉人，有"外科鼻祖"之称，他擅长外科，精通内、儿、妇、针灸、体育疗法等知识和技术，不图名利，乐于为群众治病，足迹遍及大江南北，深受后人崇敬。唐代伟大的医药学家孙思邈，被称为"药王"，他重视生命，精勤不倦，强调诊治疾病应"普同一等"、"深心凄怆"、"一心赴救"等。他认为"人命至重，有贵千金，一方济之，德逾于此"，并将自己的两部著作冠以《千金》之名，在书中列有"大医精诚"篇，篇中规范了医生的思想修养、仪表、治学态度、诊疗作风及学术道德等，为我国传统的医护道德奠定了基础，为现存最早的医德专论。

在 20 世纪 40 年代革命战争时期，出现了国际主义的楷模，如加拿大劳工进步党党员、著名的胸科专家诺尔曼·白求恩大夫，率领医疗队来到中国抗日最前线，把中国人民的解放事业当作他自己的事业，倾注了全部的热情和智慧。他说："一个医生、一个护士、一个卫生员的职责是使你的病人快乐，帮助他们恢复健康，恢复力量，你必须把每一个患者看作是你的兄弟、你的父亲，因为实在说，他们比兄弟、父亲还要亲切些，他们是你的同志。你不把他们看得重于自己，那么，你就不配从事卫生事业。"还有另一位为中国人民做出巨大贡献的柯棣华医生，他是印度援华医疗组四个成员之一，原名柯棣斯（Cortis），为了表示对中国人民的热爱，改名柯棣华，他忘我工作，救死扶伤，把自己的生命奉献给了中国人民的解放事业。

现代护理和护理教育的创始人弗洛伦斯·南丁格尔指出："护理要从人道主义出发，着眼于病人，既要重视病人的生理因素，对于病人的心理因素也要给予充分的注意。"她在《护理手记》中对护士提出了具体的要求："一个护士必须不说别人的闲话，不与病人争吵。除非在特别的情况下或有医师的允许，不与病人谈论关于病况的问题。不容置疑，一个护士必须十分清醒，绝对忠诚，有适当信仰，有奉献自己的心愿，有敏锐的观察力和充分的同情心。她需要绝对尊重自己的职业，因为上帝是如此信任她，才会把一个人的生命交付在她的手上。"

纵观古今中外，医德的核心不外乎"博爱"、"平等"。在新的历史时期，护理工作者应更好地发扬中医传统的"仁爱"、"博爱"精神，以为人民服务、为患者解除病痛为己任。

二、中医护理人员的道德要求

（一）仁爱救人，普同一等

医务人员治病救人应不分贫富贵贱、老幼美丑、亲友仇人等都一视同仁。孙思邈《备急千金要方·大医精诚篇》云："凡大医治病，必当安神定志，无欲无求，先发大慈恻隐之心，誓愿普救含灵之苦。若有疾厄来求救者，不得问其贵贱贫富，长幼妍媸，怨亲善友，华夷愚智，普同一等，皆如至亲之想。亦不得瞻前顾后，自虑吉凶，护惜身命，见彼苦恼，若己有之，深心悽怆，勿避险巇，昼夜寒暑，饥渴疲劳，一心赴救，无作功夫形迹之心，如此，可谓苍生大医，反此则是含灵巨贼。"这是作为一名医务人员应具备的基本条件。

陈实功在《外科正宗·医家五戒十要》中也指出："凡病家大小贫富人等，请观者便可往之，勿得迟延厌弃，欲往而不往，不为平易。药金毋论轻重有无，当尽力一例施与，自然阴骘日增，无伤方寸。"清代名医费伯雄提倡医者应设身处地为病家着想，并提出："假如我是病人，我将如何对待自己？我欲有疾，望医之相救者如何？易地以观，则利心自淡矣。"说明了医务工作者对待每一个患者都要不分老幼美丑、尊卑贵贱，皆应一视同仁，平等地对待。

（二）廉洁正直，忠于事业

历代医家都以"仁爱救人"作为行医的准则，主张廉洁正直，反对把医疗技术作为谋取私利的手段。孙思邈说："医人不得恃己所长，专心经略财物，但作救苦之心。"他拒绝功名利禄，终身为民治病。历代还有不少医者，济世救人，淡于功名利禄，献身医学事业。如东汉医圣张仲景不愿角逐官场，宁愿辞官为医，勤求古训，博采众方，著成《伤寒杂病论》，为中医辨证论治奠定了基础，并开创了辨证施护的先河。表现了为医者廉洁正直，忠于事业的良好品质。

护理事业的先驱、现代护理学奠基人南丁格尔曾说过："护士要有奉献自己的心愿，有敏锐的观察力和充分的同情心，她需要绝对尊重自己的职业"。作为一名护理工作者，要热爱护理事业，一切从患者的利益出发，从个人生命价值观的角度，对患者的生命予以高度的重视，树立职业荣誉感，救死扶伤，全心全意为患者的健康服务，忠于护理事业。

（三）谨慎认真，科学严谨

中医历来就有"用药如用兵"、"用药如用刑"的说法，强调要专心施治，精心施护，临证时要百般仔细谨慎，"如临深渊"，"如履薄冰"。

护理专业有着较强的科学性、技术性、服务性、艺术性和社会性，随着护理模式的转变，整体护理理念的确定，作为护理人员要不断学习新知识、新理念，掌握新技能，注重自身整体素质的提高，以规范的行为、谨慎认真的作风、科学严谨的态度为患者服务。

（四）虚心学习，尊重同道

治病救人是"性命攸关"的大事，必须"博极医源，精勤不倦"。廖希雍在《祝医四则》中说："不耻无学，而耻下问，师心自圣，于道何益"，指出医护人员要不耻下问，以提高自己的医道水平。孙思邈也曾说，为医者"胆欲大而心欲小，智欲圆而行欲方"。告诫医护人员医术上要虚心学习、刻苦钻研；医德上要尊重同道，互助互爱。在《备急千金要方·大医精诚篇》中指出："夫为医之法，不得多语调笑，谈谑喧哗，道说是非，议论人物，炫耀声名，訾毁诸医，自矜己德。偶然治瘥一病，则昂头戴面，而有自诩之貌，谓天下无双，此医人之膏肓也。"他认为自我吹嘘炫耀，诋毁诽谤其他医家，偶尔治好一例患者，便得意忘形，这是庸医的致命之疾。

作为 21 世纪的现代中医护理工作者，要积极进取，在技术上精益求精，熟练掌握专业知识和各项护理技术，及时准确地观察病情并给予适当的救治；还应树立整体观念，顾全大局，互相理解，互相支持，互相尊重，虚心向他人学习。

（五）仪表端庄，作风正派

历代医家都非常重视自身的仪表风度，言谈举止。传统医德典范孙思邈，提出了为医者必须有德有体；有德："凡大医治病，必当安神定志，无欲无求，先发大慈恻隐之心，誓愿普救含灵之苦"。有体：医之体，是指医生的仪态要端庄，举止要检点、得体，"士夫大医之体，欲得澄神内视，望之俨然，宽裕汪任，不皎不昧。省病诊疾，至意深心，详查形候，纤毫勿失，处判针药，无得参差。虽曰病宜速救，要须临事不惑，惟当审谛覃思。"强调为医者要注意仪表举止，不卑不亢，庄重大方；诊治时要宁心静气，谨慎认真。陈实功在《外科正宗·医家五戒十要》中也指出："凡视妇女及孀尼僧人等，必候侍者在旁，然后入房诊视，倘旁无伴，不可自看。假有不便之患，更宜真诚窥睹，虽对内人不可谈，此因闺阃故也"。强调了为医者不仅要仪表端庄，而且要作风正派，不能利用诊病之机，心怀不轨，乘人之危。

护理工作要求护士应做到举止庄重文雅，仪表整洁大方，态度和蔼可亲，精神饱满自信，遇事冷静沉稳，作风正派，为患者提供最佳的服务。

以上是作为一名中医护理人员应具有的基本的道德品质。

三、提高护理人员的综合素质，培养复合型人才

个人素质的形成是一个长期的过程，是个体完成生产活动与工作任务所具备的基本条件与潜在能力，是人与生俱来的自然特点与后天获得的一系列稳定的社会特点的有机结合，是人所特有的一种实力，是一个人走向成功的基础和必要的条件。而护理人员综合素质的提高，将有利于护理科学与技术的发展。

(一) 提高护士综合素质的意义

1. 中医护理学科发展的需要　随着医学的发展，中医护理学在护理理论、护理技术以及护理手段上虽然有了一定的进步和发展，但与其他学科相比，中医护理学还是一个正处于发展阶段的年轻学科，还有许多新的领域有待开拓。迫切需要一批具备优良素质的中医护理人才去探讨、研究，不断完善中医护理学科。

2. 提高护理质量的需要　护理专业是直接为患者服务的，要使患者满意，就要提高护理质量；而要提高护理质量，使我国护理事业能走向世界，就需要一大批热爱护理事业，具备较深厚的专业知识、精湛的护理技术、现代护理管理能力、良好的人际沟通与协作能力及自我发展能力的复合型护理人才。

(二) 护士综合素质的内容

护士综合素质的内容包括良好的思想道德素质、科学文化素质、业务素质、体态素质等。

1. 思想道德素质　作为一个护士，要热爱祖国，热爱人民，热爱护理事业，具有高尚的道德品质，正确的人生观、价值观，正确的道德行为，自爱、自尊、自强、自律等。能够正视现实，着眼未来，乐观向上，热爱患者，忠于职守，救死扶伤，克服各种困难，为护理事业的发展做出自己的贡献。

2. 科学文化素质　为了适应医学模式的转变和中医护理学科的发展，要具备一定的科学文化素质，即高中以上文化知识水平；具有自然科学、社会科学、人文科学等多学科知识；掌握一门外语及现代科学的新理论、新技术，如现代化电子医疗设备及计算机的应用等。

3. 业务素质　具有合理的知识结构及比较系统、完整的一般护理、专科护理的理论知识和技能；树立整体护理的观念，辨证施护，能用护理程序解决患者的健康问题；具有敏锐的观察能力、正确分析判断问题以及果断地解决问题的能力；熟练掌握规范、正确的护理技

术；具有基础医学、临床医学、预防医学、营养学、妇幼保健及老年医学等基本理论知识，勇于创新进取，探索求实，具有较强护理科研的能力等。

4. 心理素质 护士每天面对的是各种各样的患者，因此要保持自身心理健康，开朗乐观，心胸豁达，保持情绪稳定；要具有高度的责任心和同情心及乐于奉献的精神；具有良好的忍耐力、自我控制能力以及较强的适应能力。

5. 体态素质 护士必须保持健康的体魄，充沛的精力；举止端庄大方，衣着整洁美观，待人热情真诚；工作作风严肃认真，有条不紊，动作敏捷，能保证各项工作按计划顺利地完成，保质保量为患者服务。

目前，社会对护理工作者的期望值越来越高，对复合型、实用型护理人才的需求量也越来越大。经济的竞争，科学技术的竞争，归根结底是人才的竞争。我国是发展中的社会主义国家，要在新世纪的挑战和竞争中求得生存和发展，推动护理学科的进步，就一定要着眼于未来，着眼于培养高素质的护理人才。

第三章

中医护理的
特点与原则

第一节 中医学的思维特点

中医学注重从宏观的角度对人体的组织结构、生理功能、病理变化进行观察，并运用哲学的思维去分析、研究所得到的观察资料，探索人体以及人与自然的相互联系。其方法有以下几种。

一、比较

比较是考察所研究事物的不同与相同之处。在《内经》中称为"揆度奇恒"，即比较鉴别事物的正常与异常。如通过比较来区分常人和患者；通过比较来鉴别病证的阴阳、表里、寒热、虚实；通过比较来划分五脏功能的异同等。

二、演绎

演绎是从一般到个别的思维方法，其以一般的共性结论为依据，来推论个别的、尚未知的新事物。"精气学说"、"阴阳学说"、"五行学说"在中医学中的广泛应用，用来说明人体组织结构、脏腑功能和病理变化，以及诊断、治疗方法的确立，均体现了这种思维方法。

三、类比

类比法是将两类事物进行比较，依据两者已知的共性来推论它们在另外特性上也是相同的。《内经》中称为"援物比类"。如从风、寒、暑、湿、燥、火六气变化对自然界的影响结果来推论其对人体的影响。

四、探讨

探讨法是通过采用试探性的措施，来验证初步设想是否正确。如难以辨别病证属实属虚，可先投小剂量补剂或泻下剂，根据患者服药后的反应来辨明虚实，从而为正确应用治法提供依据。

五、以表知里

以表知里是通过观察事物的外在表现，来分析判断事物内部变化的一种思维方法。"有诸内，必行诸外"，即是对这种思维方法的高度概括。中医学中的脏象学说，即是应用以表知里法的典范。

六、由果析因

由果析因法是由结果来推论原因的一种思维方法。如患者耳聋耳鸣，应用补肾药后，该症状得愈或减轻，由此得出此病属于肾虚。

上述方法中医学多用，但不仅限于以上几种，其他如综合、分析及几种思维方法的联合应用方法亦为常见。

第二节 中医护理的基本特点

中医护理的基本特点包括整体观念和辨证施护。

一、整体观念

《内经》认为世界是一个整体，主要有天、地、人三大类别，三大类别中各种具体事物具有密切联系，主要是通过"天人相应"的方式来建立这种联系。所谓天人相应，就是人与自然事物、自然规律和自然结构的统一。中医把人体脏腑和体表各组织、器官之间看成是一个有机的整体，它们在功能上相互协调、相互为用，在疾病的发生、发展过程中又相互影响。中医整体护理观，是指在中医基本理论指导下，以患者为中心，以满足其身心需要、恢复健康为目的，运用护理程序的方法，实施系统的、有计划的、全面的临床护理模式。这种模式既重视人体内在的生理病理特点，又重视自然与人体、邪气与正气的关系；既重视施护方法上的标本轻重缓急之别，又重视与治则、治法的紧密结合。

（一）人体是有机的整体

中医学认为，人体是一个有机的整体，人体结构的各个部分不是孤立的，如脏、腑、皮、肉、筋、骨、脉等形体组织以及口、鼻、舌、目、耳、前阴、后阴等五官九窍，都通过经络互相联系，成为不可分割的、有内在联系的有机整体，在生理上互相协调、相互为用，在病理上相互影响。如对一个疮疡患者，不仅要看到邪毒局部侵入的情况，还要观察患者的舌脉和形体，考虑是否存在消渴等全身病变；只有正确处理局部和整体的关系，才能正确认识疾病，取得护理工作的主动权，促使疾病早日痊愈。

（二）人和自然界的关系

人类生活在自然界，自然界存在着人类赖以生存的必要条件，如空气、水、食物等。自然界存在一年四季气候的变化，如春温、夏暑、秋凉、冬寒等；每日的气温变化则有早温、午热、晚凉、夜寒的不同。人体的生理功能和病理变化，不断地受自然界的各种变化影响，人类在能动地改造和适应自然的斗争中，维持着机体的正常生命活动。故《素问·保命全形论》曰："人以天地之气生，四时之法成"，《素问·气交变大论》云："上知天文，下知地理，中知人事，可以长久"；说明人与天地相应，人体与自然界有密切的联系，作为中医护理工作者必须掌握天时气候变化、地区环境的特点、人与自然的关系等，才能在治疗和护理疾病方面不断提高疗效。

（三）整体护理

整体护理是在中医整体观念、阴阳五行、脏腑经络、病因病机、辨证施护等基本理论基础上发展而成的，它是运用中医基本理论指导临床医疗、护理、预防、保健、康复等活动的具体体现（详细内容见第四章）。

二、辨证施护

辨证施护是在中医基本理论的指导下，运用四诊的方法，全面收集患者的有关资料，加以综合分析，判断疾病的证候属性，并有针对性地采取具体护理措施。辨证是决定施护的前提和依据；施护是与施治结合的解决疾病的重要手段之一，是辨证的最终目的之一，同时又是对辨证是否正确的检验。辨证施治与辨证施护是诊治与护理疾病过程中相互联系、不可分割的两部分。辨证施护是中医理论与实践相结合的体现，是在中医理论指导下运用的一个护理规范。辨证施护总的特点主要表现在注意运用中医的理论指导观察疾病的动态变化过程，并能及时提出有针对性的辨证护理措施。

（一）运用中医的四诊进行护理评估

1. 望诊　通过护理人员的视觉，观察患者的全身和局部的神色、形态等变化，以了解疾病的本质，从而制定出适宜的护理措施。望诊包括望全身和望局部。全身望诊通过对神色、形态的一般观察，以获得对疾病的初步印象，如在辨证施护时通过望舌质、舌苔的变化，了解五脏气血阴阳的盛衰，了解病情的发展、变化和转归，制定出相应的护理措施。如高热患者舌质红，苔黄厚，若舌质由红转绛或紫，苔由黄变黑，说明热盛已极，热入营血，应迅速采取降温措施，密切观察患者的神志、呼吸、脉象等变化，防止厥脱危象的出现。

2. 闻诊　通过护理人员的嗅觉和听觉，根据患者说话声音高低、呼吸及咳嗽、呕吐、呃逆声音的变化，来判断病位的深浅、虚实、寒热等，以采取适宜的护理方法，解除患者的痛苦。如肺系疾病，若呼吸喘急气粗，为实证、热证；若出现呼吸微弱，语音低沉无力，气息短小，则为虚证，病情较重，应加强病情观察。另一方面，通过嗅气味，包括口气、痰和二便的气味来辨别疾病的虚实、寒热。如小儿饮食失调，大便气味酸臭，为肠中积热，应用消食化滞法治疗，饮食护理应给予清淡易消化饮食；若大便稀溏，微有腥臭，为虚寒，饮食护理时应给予温热食品。

3. 问诊　通过询问患者或家属，了解患者的一般情况、生活习惯、家族病史和既往史、疾病的发生发展经过和治疗情况，以及患者主要症状等。问诊所获得的资料，可为辨证施护提供可靠的依据。如感冒患者，若主诉恶寒发热、无汗、口不渴，多属风寒型感冒，在服用解表散寒药后给饮热粥或热饮料，以助药力，并加盖衣被，促其微微汗出，使邪外解。

4. 切诊　切诊包括脉诊和按诊。脉诊是通过诊察脉象，判断疾病的部位、性质和邪正盛衰，以及推断疾病的预后。按诊是医护人员以手触摸或按压患者身体的某些部位，以探明疾病的部位和性质等；如对胸腹部的疼痛、肿胀、痰饮、癥块等病变，通过触按，可判别其具体情况，为制定正确的施护措施提供可靠的依据。

（二）运用中医的辨证方法指导辨证施护

辨证施护是中医护理的特点，中医护理以"辨证施护"为核心，但也包含有"辨病护理"与"对症护理"的内容，这是中医"同病异治"、"异病同治"理论在护理中的应用。即同一疾病的不同证候在治疗与护理方法上也不同，而不同疾病只要证候相同，便可选用同一治疗与护理方法。中医学的"证"可以概括表示疾病的病因、部位、性质、临床表现、体征，以及致病因素和抗病能力诸多因素。施护就是根据这个"证"来进行的。因此，准确地辨证，是恰当施护的基础。临床实践中指导辨证施护的辨证方法很多，包括八纲辨证、卫气营血辨证、脏腑辨证、病因辨证和六经辨证等。只有在明确辨证的基础上，才能采取恰当的方法进行护理和治疗，以取得疗效，促进疾病的康复。

第三节　中医护理的原则

中医护理原则是以中医学的基本理论为指导，以四诊所收集的主观、客观资料为依据，对护理个体进行全面的综合分析，根据护理个体不同的病证，制订出相应的护理法则。中医学有"寒者热之"、"热者寒之"、"虚则补之"、"实则泻之"、"急则治标"、"缓则治本"、"逆者正治"、"从者反治"的治疗原则，它直接指导着临床的具体立法和处方，也直接指导着护理法则的制定。因而，在护理上与之相对应的有"扶正祛邪"、"护病求本"、"急则护标"、"缓则护本"、"同病异护"、"异病同护"、"三因制宜"及"预防保健"等护理原则。

一、扶正祛邪

任何疾病的过程，从邪正关系来说，都不外乎是正气与邪气矛盾双方斗争的过程。其中，邪虽然是引起疾病的主要原因，但还取决于人体自身的抗病能力，即所谓"正气存内，邪不可干"，"邪之所凑，其气必虚"。故治疗与护理的根本目标就是要改变正邪双方力量的对比，扶助正气，祛除邪气，使护理个体疾病过程向康复方面转化。因此，治疗与护理也就离不开"扶正"与"祛邪"两个原则。

扶正，就是使用扶助正气的各种治疗与护理手段，如药物、药膳、饮食、锻炼、养生等方法，增强体质、提高机体的抗病能力，以达到战胜疾病、预防疾病的目的。适用于以正虚为主要矛盾的病证。祛邪，就是消除病邪，达到祛除邪气、恢复正气的目的。适用于以邪实为主的病证。祛邪法有解表、攻下、利水、消导、破血、消痰等。根据邪气所在部位不同，祛邪方法亦异。如病邪在表，则应发汗解表；病邪在胸脘，则用吐、消等法。

为了正确运用扶正祛邪法则，必须细致观察正邪的消长和盛衰情况，根据正邪矛盾的主次轻重，分别予以扶正、祛邪、先扶正后祛邪、先祛邪后扶正或扶正与祛邪并用等方法。一般说来，扶正法适用于单纯正虚而无外邪者，祛邪法适用于单纯有邪而正虚不显著者。先扶正后祛邪法适用于正虚而邪不甚者，先祛邪后扶正法，适用于邪盛而正虚不甚者。扶正祛邪并举的方法，适用于正虚邪实的病证。但要分清是以正虚为主，还是以邪实为主，假如正虚较严重者，即以扶正为主，兼顾祛邪；若以邪实较严重者，即以祛邪为主，兼顾扶正；总以"扶正不留邪、祛邪不伤正"为原则。

二、调整阴阳

调整阴阳是临床辨证治疗和护理的根本法则之一。疾病的发生和发展，是由于阴阳的相对平衡遭到破坏，即阴阳出现偏盛偏衰所致。因此，在治疗和护理疾病时，应调整阴阳，补偏救弊，恢复阴阳的相对平衡，达到阴平阳秘，才能使疾病痊愈。调整阴阳包括损其偏盛和补其偏衰。

（一）损其偏盛

损其偏盛是用于阴或阳的一方过盛有余的病证的护理原则。在调整阴阳偏盛时，若没有阴或阳偏衰的现象存在（指阴或阳偏盛而相对的一方并没有构成虚损时），则可采用"损其有余"的方法进行护理。如阳热亢盛的实热证，应用"热者寒之"的方法，以清泻其阳热。护理措施是根据热盛情况给予冷敷，室内通风，汤药冷服，给凉性食物等。如阴寒内盛的寒实证，则应用"寒者热之"的方法，以温散其阴寒。护理措施是室内要保持温暖，汤药热服，给温热饮食等。

（二）补其偏衰

补其偏衰是用于阴阳偏衰，即阴或阳的一方虚损不足的病证的护理原则。如阴虚、阳虚或阴阳两虚等，采用"补其不足"的方法进行护理。如阴虚不能制阳，常表现为阴虚阳亢的虚热证，则应滋阴以制阳。护理措施是保持病室内凉爽通风，注意预防贪凉感冒，给予滋阴降火的饮食等。因阳虚不能制阴而致阴寒偏盛者，则应补阳以制阴。护理措施是病室内要温暖、空气新鲜，给予补阳制阴的饮食等。若阴阳两虚，则应以阴阳双补法进行治疗和护理。由于阴阳是互助互用的，在调护阴阳时，应注意"阳中求阴"或"阴中求阳"，即在补阴时适当顾及补阳，补阳时适当顾及补阴，才能使阴阳协调，保持平衡。

三、护病求本

"治病必求其本"是指护理与治疗必须抓住疾病的本质，并针对疾病的本质进行护理和治疗，这是辨证施护与辨证论治的根本原则。疾病在发生发展过程中有各种错综复杂的情况和各种各样的临床表现，作为医护工作者，必须从诸多复杂的因素中找出病变的本质，并进行有的放矢的治疗和护理。例如头痛一证，可以由外感、血虚、气虚、痰湿、瘀血、外伤等多种因素引起，要做好护理治疗就必须找出其原因所在，然后分别采用解表、养血、补气、燥湿化痰、活血化瘀等有关方法进行护理与治疗。这种针对病因、病位和病变性质所进行的护理与治疗，就是护病求本的原则。

（一）正治与正护法

正治与正护，是指疾病的临床表现与它的本质相一致情况下所实施的治法与护法，又称"逆治逆护法"。如热邪所致的热证，其病的现象和本质均为热，在治疗与护理上，取用寒性药治疗及取寒凉护理法护理热性病；用热性药治疗及取温热护理法护理寒性病；即所谓"热者寒之"、"寒者热之"的治法与护理法则。同样，如"虚则补之"，取补虚护理法，"实则泻之"，取攻下护理法，即属正治正护法的范畴。

（二）反治与反护法

反治与反护，是指疾病的临床表现与它的本质不相一致情况下所实施的治法与护法，又称"从治从护法"，即顺从其疾病的现象而治护的方法。常用方法包括：

1.热因热用　用温热药、温热护法，治护热的症状表现的方法，称"热因热用"法。但其实质为寒证，热症是为其假象，又称假热，故治护宜取温热。如内脏虚寒、阴邪太盛者，往往可出现阳气上浮，反见面红的假热症状的戴阳证，这时应用温热护理法，称为以热护热的"热因热用"。故此法适用于真寒假热的病证。

2.寒因寒用　用寒凉药、寒凉护法，治护寒的症状表现的方法，称"寒因寒用"法。其实质为热证，寒症是其假象，又称假寒，故治护宜取寒凉。如热邪内炽、里热太甚时，可致格阴于外，阳气不能畅达四肢，出现热厥证。这时应用寒凉护理法，这就是以寒护寒的"寒因寒用"。故此法适用于真热假寒的病证。

3.塞因塞用　用补塞药、补塞护法，治护闭塞不通症状的方法，称"塞因塞用"。其实质上塞症是其假象，又称假塞，故治护宜取补塞。如中气不足，脾虚不运，可致腹胀便秘，这时宜用补中益气、温运脾阳的治法与护理，而不用通利的方法，就是"塞因塞用"法。

4.通因通用　用通利的药物、通利的护法，治护通泄症状的方法，称"通因通用"。其实质上通泄症的病因本质是实证，如因积滞伤食所致腹泻、因瘀血内滞所致崩漏，宜取攻下治护法，就是"通因通用"法。对食滞所致的腹泻，不仅不能用止泻药，反而需要消导泻下以去其积滞，这就是以通治通，即所谓"通因通用"的反护法。

以上诸反治反护法，主要是针对疾病所反映于外的现象或症状而言，虽然与正治法相反，且具体措施各有不同，但都是针对疾病的本质而采取的护理法则。在药物治疗上的反佐法，也同样反映在服药护理的方法上。如当疾病发展到阴阳格拒的严重阶段，对大寒、大热证的治疗如果单纯以热治其真寒，以寒治其真热，常常会发生药物下咽即吐的格拒现象，治疗效果往往不佳。因此，在服药方法上，可采用反佐服药护理方法，如治疗寒证在服温热药时取凉服法，治疗热证服寒凉药时取热服法等。

四、标本缓急

标，即指现象。本，即指本质。中医学标与本的含义涵盖多方面的内容：从正邪关系分，正气为本，邪气为标；从疾病本身分，病因为本，症状为标；从疾病新旧或发病先后分，旧病为本，新病为标，先病为本，后病为标；从病变部位分，内脏为本，体表为标等等。在临床实践中，标本所指应随具体情况而定。由于疾病是一个复杂的矛盾斗争过程，有主要矛盾和次要矛盾的区别，每一对矛盾中又可存在矛盾的主要方面和次要方面。因此，护理与治疗，都必须抓住主要矛盾及矛盾的主要方面，这是解决矛盾的原则。但在疾病的发展过程中，有时次要矛盾也可上升为主要矛盾。所以"标本"在治疗与护理中，就有"急则护（治）其标"、"缓则护（治）其本"及"标本同护（治）"的不同。

（一）急则护（治）其标法

这是指标病甚急的情况下，如不先护（治）其标病，就会危及患者生命或影响本病的总体治疗，此时应采用急则护（治）其标法。如大出血患者，应首先采取止血的紧急措施，即先止血以护（治）其标，待血止之后，病情稳定，再寻找和消除出血原因，以护（治）其本。

（二）缓则护（治）其本法

这是指从疾病根本着手的护（治）之法，大都用于症状与病势较缓的病证。如虚劳内伤的阴虚发热，发热是标，阴虚是本，在发热不甚、症状不急时，护（治）上采用滋阴治本法，当阴虚平复后，发热症状就可缓解。又如抽搐患者，在抽搐缓解期，即应设法消除其致抽的原因，只有这样，患者才能彻底痊愈。

（三）标本同护（治）法

标病、本病同时俱急，不允许单一护（治）标或单一护（治）本时，可采取标本同护（治）法，以提高疗效，缩短病程。如原患肾炎，又复患风寒感冒，出现恶寒无汗、咳嗽胸满、腰痛尿少、全身浮肿时，病之本在肾虚水泛，病之标在风寒束肺，两者俱急，可采取解表与温阳化水同时并举的护理方法。

五、同病异护，异病同护

中医护病，有其独特之处，不仅着眼于病的异同，同时着眼于证的区别。相同的证，可用相同的护理方法，不同的证，则用不同的护理方法。

同病异护：一般情况下，相同的病证，应该用相同的护法。但由于病因及病理发展阶段的不同，或由于个体反应的差异，同一种病也可出现不同的证候，因而护法也不同，如感冒有风寒感冒与风热感冒的不同，在护理上也有辛温解表和辛凉解表的区别。

异病同护：一般情况下，不同的病证，应该用不同的护法。但有时几种不同的病，如具有同一证候，也可以用同一种护理方法，这就是"异病同护"。如久泻脱肛、子宫脱垂是两种不同的疾病，但如果它们同属中气下陷，就可用补中益气的方法来进行护理，如给予健脾益气之剂，避免负重，局部用五倍子、白矾煎水熏洗以促使回缩，或针灸百会、关元等穴位以补益中气。

六、三因制宜

三因制宜是指因时、因地、因人制宜的原则。由于疾病的发生、发展由多方面因素决定，因此，在临床护理中，要学会全面看问题，除了掌握一般护理原则外，还要根据具体情况，进行具体分析，掌握每一个患者、每一种疾病的特性，要知常达变，灵活运用，注意三因制宜。

1. 因时制宜　四时气候变化，对人体生理、病理有一定影响，而反常的气候，则更是诱发疾病的重要条件。根据不同季节气候特点来确定保健、养生、用药、护理的原则，称为因时制宜。如夏天人体肌腠疏泄，汗出较多，受风寒而外感时，在用药上宜用辛凉、不宜过用辛温，以防开泄太过，损伤津气，在护理上尤应重视补充津液、清降暑热；冬天则腠理致密，不易发汗，风寒外感时可适当重用辛温，以利病从汗解，在护理上尤应重视保暖防风，饮热粥以助汗，使寒从汗解。

因时制宜护理，还应注意昼夜间的阴阳盛衰变化。一般疾病都是昼轻夜重，这与夜间阴盛阳衰，机体功能由兴奋转向抑制，使病邪乘机加甚有关。在护理患者时，尤其应注意夜间的病情变化。另外有些慢性疾病，常常在气候剧变或季节交换时发作或加重，如哮喘、痹证、中风等。护理时则应在气候出现变化或季节交换之前采取预防措施，防止疾病发作或加重。

2. 因地制宜　不同的地理环境与生活习惯，可以直接影响到人体的生理与病理变化。根据地理环境与生活习惯的特点来确定临床护理的原则、保健及用药，称因地制宜。如西北地高气寒，病多风寒，温热药的用量及对风寒的护理就应有所侧重，而寒凉之剂就必须慎用；东南地区气候潮湿温暖，病多温热、湿热，在护理上宜用清凉与化湿法，温热与助湿之剂必须慎用。某些地方性疾病，与地理环境有密切关系，如瘿病（相当于地方性甲状腺肿）在我国西北高原地区较为多见，古人早在晋唐时期就提出用含碘药物（如昆布、海藻）和动物甲状腺口服治疗。在《诸病源候论》中记有："诸山水黑土中出泉流者，不可久居，常食令人作瘿病，动气增患"，说明瘿病与某些地区饮水有关。

3. 因人制宜　根据患者的年龄、性别、体质等不同特点，制定适宜的治疗、护理原则，称为"因人制宜"。不同的患者有不同的个体特点，应根据每个患者的年龄、性别、体质等不同的个体特点来制定适宜的治疗、护理法则。如对素体阳虚患者，应注意避寒保暖，予以滋补温热食物；素体阴虚而内热之体，注意居室要清凉，通风良好，给予清补生津滋阴食品，忌食热补食物。胖人多湿，易生痰，应给予清淡食品，忌食油腻甜食，以防助湿生痰；瘦人多血虚，应给予有情食品，以补血强身。在药量上，成人用量大于儿童；在同一年龄段，不同体质的人患同样疾病，用量也不尽相同，强壮的人药量宜稍大，虚弱之人药量宜稍轻。而妇女有经、带、产、胎的生理与病理变化，在护理中应予以注意。

三因制宜的三个环节是密切相关而不可分割的，因时、因地制宜强调了护理不但要看到人，还应看到天时、地理的因素。因人制宜强调不应孤立地只看病证，还应重视个体的不同特征，只有这样，才能更有效地实施适宜的治疗、护理措施。

七、预防保健

预防，就是采取一定的措施，防止疾病的发生与发展。保健，就是保养自己的生命和健康。要想拥有健康的身体，首先要预防疾病的发生。《素问·四气调神大论》指出："不治已病治未病，不治已乱治未乱。……夫病已成而后药之，乱已成而后治之，譬犹渴而穿井，斗而铸锥，不亦晚乎！"说明祖国医学早已认识到预防疾病的重要性。预防疾病的发生同样是护理工作的任务之一，护理人员不仅要护理好已患疾病的人，还要做好预防疾病的宣传教育，并实施预防疾病的具体措施（详细内容见第五章第六节）。

第四章

整 体 护 理

　　随着人类的不断进步，护理学如同其他学科一样，在实践中不断发展、更新和完善。现代先进的护理思想、人性化的护理理念和科学的护理模式，促进了护理学科的发展。尤其是一场以整体护理为核心的护理改革的推行，为我国的护理理论和护理实践注入了新的活力。我国各类医院从 20 世纪 90 年代开始，逐步推行以患者为中心的整体护理，中医院亦不例外。实施整体护理是在传统中医护理理论的基础上，引进现代护理工作方法，将辨证施护与现代护理程序紧密结合，优势互补，相互促进，以利患者的康复与保健，提高护理质量。

第一节　整体护理的概念及特点

　　整体护理是现代护理学科发展的一大趋势，推行整体护理，主要是为了满足人们日益增长的健康需求，适应现代护理发展状况，全面提高护理质量。

一、整体护理的概念

　　整体护理是以现代护理观为指导、以护理程序为框架，根据患者的身心、社会、文化需要，提供适合患者需要的最佳护理。是在以患者为中心的护理思想影响下出现的护理方法。中医整体护理是以中医的整体观及现代护理观为指导，以辨证施护和护理程序为框架，根据患者的身心、社会、文化需要，为患者提供"同病异护、异病同护、三因制宜"的最佳护理。

二、整体护理的内涵及特点

（一）整体护理的基本内涵

　　1. 人的健康受到各种因素的影响。因此，护理服务应满足患者的生理、心理和社会等方面的整体需求，即面向整体的人。

　　2. 人的一生，要经历生命过程的各个阶段，在生、老、病、死的不同阶段，有不同的护理需求，护士应关心人的生命过程的整体。

　　3. 护理是连续的，不仅是在人生病时给予照顾、注重疾病的痊愈，还要关心其康复、自理及健康的维护和促进，达到个人健康最佳状态。

　　4. 人是生活在社会中的个体，一个人生病会影响到其家庭乃至社会；家庭和社会的一些不良因素也会导致个人生病，影响个体健康。因此，整体护理促使护理服务从个人向家庭和社区延伸，达到促进全民健康的目的。

从以上整体护理的基本内涵来看，护理的对象是人，人是护理工作中最应被关注的核心因素。护理学中，这一以人为中心的整体护理的概念与传统中医学的整体观念是完全相通的，都强调在护理工作中要正确认识人的整体性，把握人体的特点，熟悉人与周围环境的广泛联系，帮助护理对象个体调整其内环境，来适应外环境的不断变化，以获得并维持身心的平衡，达到健康状态，即中医护理追求的"阴平阳秘，精神乃治"，机体内外协调统一的护理目标。

（二）整体护理的特点

1. 以现代护理观为指导　确立了人、环境、健康、护理为宗旨的护理框架，为护理学科的发展奠定了理论基础；体现了护理专业的社会价值，引导人们重新认识护理的科学内涵；护理的内容是诊断和处理人类对健康问题的反应，以独立地为服务对象解决健康问题作为护理工作的根本目标，其目的是帮助患者适应环境，从而达到最佳的健康状态。

2. 确定以护理程序为核心的工作过程　护理程序是整体护理的核心，是确认和解决患者健康问题的护理工作过程。护士独立思考并自觉运用护理程序及自己的护理实践经验，独立为患者解决健康问题，充分调动了护理人员工作的主动性和积极性，有助于各层次护理人员职能的发挥。

3. 护理工作趋于规范化、科学化、标准化　按照护理程序开展护理工作，目前国内外都有公认一致的过程模式、较规范的护理诊断名称，以及标准护理计划与标准健康教育计划等，这样有利于护理教学的规范，有利于护理质量的考核和控制，使护理工作更加规范化、科学化。

4. 中医护理在开展整体护理中的优势和特点　中医护理遵循"整体观念"和"辨证施护"的原则，历史悠久，内容丰富，护理方法和手段独特实用。在现代医学模式和以健康为中心的现代护理观的转变发展进程中，中医护理的这些理论观点与现代护理观越来越显示出内涵的相似性。中医护理不仅将同一种疾病的不同证候表现者区别施护，而且还将不同疾病中有相同证候表现者归为一类，并根据疾病的不同特点和证候表现提出护理原则与要求，即采用同病异护、异病同护、三因制宜的方法进行护理，体现了以人为本的护理理念。另外，中医有许多独特的治疗及护理技术，如针灸、推拿、刮痧、拔火罐、敷贴、膏药、药浴、药膳、太极拳等。这些传统疗法简便易行、安全有效，在家庭和社区有较大的适用性和推广性，为实现整体护理要求中的护理功能向家庭、社区延伸和为护理对象提供预防、保健、康复及功能锻炼等提供了途径。

第二节 护理程序在中医护理工作中的应用

一、护理程序的定义

护理程序是以促进和恢复服务对象的健康为目标所进行的一系列有目的、有计划的护理活动。护理程序是现代护理学在新的护理理念基础上形成的一种系统地、科学地认识问题和解决问题的工作方法。护理程序作为一种新的护理工作方法，近年来，在中医护理实践中得到广泛的探索和应用。这种中西医护理思想的有机结合，使中医护理理论与现代护理知识相互渗透，进一步丰富了整体护理的内涵。

二、护理程序的基本步骤及应用

护理程序一般可分为五个步骤，即评估、诊断、计划、实施和评价。各步骤按逻辑顺序排列，相互联系、相互影响，形成一个连续循环的工作系统。

（一）护理评估

护理评估是护理程序的第一步。中医护理评估主要是护士通过"四诊"的手段及病情观察、护理体检的方法，有目的、有计划、有系统地收集资料、核实资料，并将资料按中医辨证归类的方法进行分析和整理的过程。评估是护理程序的基础，同时也是护理程序中最为关键的步骤。如果评估不正确，将导致护理诊断和计划的错误以及预期目标的失败。

1. 收集资料的目的 ①收集基础资料，为评估护理对象的健康状况、确定护理诊断奠定基础；②为辨清证候和制定护理措施提供依据，达到辨证施护的目的；③有利于对护理效果进行客观评价；④为护理科研积累资料。

2. 收集资料的内容

（1）一般资料：包括姓名、性别、年龄、民族、职业、婚姻、受教育水平、家庭住址、通讯联系方式、联系人等。

（2）现在健康状况：包括此次发病情况，运用望、闻、问、切四诊方法收集的资料等。

（3）既往健康状况：包括既往病史、创伤史、手术史、过敏史、既往日常生活形态、烟酒嗜好，女性患者还应了解月经史和婚育史。

（4）家族史：家庭成员有无与患者类似的疾病或家族遗传病史。

（5）护理体检结果：如体温、脉搏、呼吸、血压和体重等。

（6）近期进行的实验室及其他检查的结果，了解病情变化新信息。

（7）心理状况：包括对疾病的认识和态度、康复的信心、病后行为及情绪的变化、患者的人格类型、应对能力等。

（8）社会情况：包括职业及工作情况、目前享受的医疗保障待遇、经济状况、疾病对其经济收入和职业的影响、家庭成员对患者的态度和对疾病的了解、社会支持系统状况等。

(9) 宗教信仰：有或无，何种宗教信仰。

3. 收集资料的方法　由于中医对疾病的观察有着独特之处，这独特之处在于其观察和收集患者健康和疾病的有关资料的方法是运用望、闻、问、切四诊的手段和现代方法收集有关的资料，对患者的病情进行全面而周密的观察和了解，以便为做出护理诊断、制定护理计划和辨证施护提供依据。

(1) 望诊：主要是通过运用视觉，了解和收集患者神、色、形、态、头面五官、躯体四肢、皮肤、舌苔、舌质、小儿指纹、分泌物、排泄物等变化的客观资料。

(2) 闻诊：主要是通过听患者的声音、语言、咳嗽、呃逆、呻吟、嗳气、叹息、肠鸣等各种声音和嗅患者分泌物、排泄物产生的各种气味的变化来诊察疾病的方法。

(3) 问诊：通过交谈，询问患者或其陪诊者，以了解病情，收集资料。

(4) 切诊：包括中医的脉诊和按诊两部分，护士运用指端的触觉，在患者的一定部位进行触摸、按压，以体察患者的脉象、肌表、四肢、脘腹、腧穴等情况。

(5) 体检：运用仪器设备进行身体检查，了解患者体温、血压、脉搏、呼吸、身高、体重等有关护理对象身体状况方面的资料。

(6) 查阅：包括查阅护理对象门诊或住院的医疗病历、实验室及其他检查结果等。

4. 资料的整理、分析和记录

(1) 资料的整理和分析：可按 Maslow 的人类基本需要层次论、北美护理诊断协会提出的 9 种人类反应形态或按 Majory Gordon 的 11 个功能性健康形态等方法将资料分类整理，以利于有针对性地对资料进行分析，找出异常并判断造成异常情况的相关因素和危险因素，为护理程序的下一步即做出护理诊断做准备。必须按中医理论进行辨证分析，在辨明疾病的病因、病位、病性及邪正盛衰的基础上确立证候，为护理诊断提供依据。

(2) 资料的记录：资料的记录是评估的最后阶段，可根据资料的分类方法或各医院、各病区的特点和要求，自行设计记录格式，并注意以下问题：所记录的资料必须客观、真实、全面，应使用专业术语。制定护理计划应尽量采用中医护理措施，贯彻辨证施护原则。

（二）护理诊断

护理诊断是护理程序的第二步。目前关于护理诊断的定义，以北美护理诊断协会在 1990 年第 9 次会议上提出并通过的定义为公认，即：护理诊断是关于个人、家庭、社区对现存的或潜在的健康问题或生命过程反应的一种临床判断，是护士为达到预期结果选择护理措施的基础，这些预期结果是应由护士负责的。中医护理诊断的概念，由 1999 年国家中医药管理局医政司编著的《中医护理常规技术操作规程》一书确立：指在全面了解患者有关情况（全身心的健康资料）的基础上，以整体观念和辨证分析的理论作指导，归纳出需要通过护理手段来解决或部分解决的，患者身心存在的和潜在的健康问题。

每一个护理诊断基本上是由四部分组成，即：诊断的名称、定义、诊断依据以及相关因素。中医护理诊断的组成模式也基本相同。

1. 名称　护理诊断的名称是对护理对象之健康状态或疾病产生反应的概括性描述。包括三种：现存的护理诊断、危险的护理诊断和健康的护理诊断。

现存的护理诊断：是对个人、家庭或社区现存的健康状况或生命过程反应的描述。如"清理呼吸道无效"、"躯体移动障碍"等。

危险的护理诊断：是对一些易感的个人、家庭或社区健康状况或生命过程可能出现的反应的描述。这类护理诊断主要描述护理对象目前虽然没有发生问题，但如果不采取护理措施则可能出现的一系列问题。对于危险的健康问题的观察和预防是护理干预的重点，如中风病人长期卧床，虽然目前皮肤完好，但有发生压疮的危险因素存在，护理诊断名称可选用"有皮肤完整性受损的危险"。又如高热患者感受温热之邪较久，热毒炽盛，壅结肠腑，有阴液耗损出现大便干结的危险，中医护理诊断名称就可选用"有便秘的危险"。

健康的护理诊断：是对个体、家庭或社区具有的增进健康以达到更高水平潜能的描述。是护士在为健康人群提供护理时可能用到的护理诊断。如"社区有应对能力增强的潜力"。

一般情况下，患者可以存在多个护理诊断，并可随患者病情发展的不同阶段和不同反应而发生变化。如一胃脘痛患者护理诊断名称为"疼痛"，针对其同时还存在或潜在的健康问题，即可同时还有"腹胀"、"便血"和"惊恐"等护理诊断存在。

护理诊断名称的使用，应尽量选用统一的、规范化的诊断名称。这样有利于国内外护理人员之间的交流与探讨，有利于护理教学的规范和护理科研资料的收集。

2. 定义　定义是对护理诊断的一种清晰、精确的描述，并以此与其他护理诊断相区别，表达了诊断的意义并确定每一个护理诊断的特征。

3. 诊断依据　诊断依据是做出护理诊断的临床判断标准，常常是一组相关的症状和体征或中医的证候，以及有关病史和危险因素等。诊断依据依其在特定诊断中的重要程度分为两种：即主要依据和次要依据。

主要依据：是做出某一护理诊断时必须具备的症状和体征或证候，为诊断成立的必要条件，如"身大热、大汗出、烦渴、脉洪大，体温在39℃以上持续不退"，是"壮热"这一中医护理诊断的主要依据；又如"头晕目眩、视物旋转"，是"眩晕"这一中医护理诊断的主要依据。

次要依据：是指在形成诊断时，大多数情况下会具备的症状、体征或证候，但不是每个人都一定会存在或每次做出该诊断都存在的依据。对做出该诊断起支持作用。如面红目赤，口干咽燥，喘促气粗，喜冷饮，尿赤，大便干结，舌红，苔黄燥；或见心烦谵语，手足痉挛、抽搐；或见手足厥冷；或见腹胀下利，腹痛拒按；或见胸满作痛，咳嗽气急，咳吐黄痰等，就是中医护理诊断"壮热"的次要依据。耳鸣、不能睁眼、听力下降、口干苦等，就是中医护理诊断"眩晕"的次要依据。

4. 相关因素　相关因素是指促使护理诊断成立和维持的原因或情境。一个护理诊断可以有很多相关因素，明确相关因素对制定护理措施十分必要。相关因素可以来自以下几方面：

①病理、生理、生物或心理方面的；②与治疗有关的因素：包括药物、诊断、手术、治疗等；③情境方面的：包括社会环境、有关人员、生活经历、生活习惯、角色等方面。

中医护理诊断的相关因素可以从中医病因学方面来考虑：①外因（六淫、疠气）：即风、寒、暑、湿、燥、火六种气候变化异常，超过人体的适应能力；或人体的正气不足，抵抗力下降，不能适应自然界气候变化时，六种气候就成为致病因素"六淫"侵袭人体而发病。"疠气"则是一类具有强烈传染性和致病性的病邪。②内因（七情内伤）：即喜、怒、忧、思、悲、恐、惊七种情志活动，突然的、强烈的或持久的精神刺激，引起情绪急剧波动，超过人体的生理范围，导致疾病发生。

另外，个体先天禀赋、成长经历等，也是护理诊断的相关因素。

5.护理诊断的陈述方式　护理诊断主要有三种陈述方式，包括三部分陈述、二部分陈述及一部分陈述。

三部分陈述，即 PES 公式，多用于现存的护理诊断。

P——问题，即护理诊断的名称；E——病因，即相关因素；S——症状和体征（中医护理诊断可用证候），也包括实验室仪器检查结果。

其陈述形式为诊断名称＋症状和体征或证候＋相关因素，如：壮热：体温 39.2℃，与外感风热有关。或诊断名称＋相关因素＋症状和体征或证候，如：泄泻：饮食不洁致脾胃湿热。（PES）

二部分陈述，即 PE 公式，只有名称和相关因素，没有临床表现。用于"有……危险"的护理诊断。如：有受伤的危险：与视力障碍有关。有眩晕的危险：与恼怒、肝阳上亢有关。用于现存的护理诊断。如：神昏：与外感热邪、痰火扰心有关。右膝肿痛：与跌仆气滞血瘀有关。

在中医护理诊断的陈述中，大部分情况下可使用二部分陈述法，此法比三部分陈述法简便适用，适应范围广。可用于现存的护理诊断，也可用于危险的护理诊断。用于现存的护理诊断时，这个护理诊断的名称一般是以症状或体征来描述的。

一部分陈述，此类陈述法只有护理诊断名称 P，不需要相关因素，用于健康的护理诊断。如：母乳喂养有效。

6.合作性问题　指在临床中，护士常遇到一些情况和问题，不是经护士直接采取措施就可以解决的，而是要与其他健康保健人员（尤其是医生），共同合作解决的，护士在解决问题的过程中主要承担监测职责。

合作性问题与护理诊断的区别：合作性问题是一些生理并发症，处理的决定来自护理和医疗双方。护理诊断是护士对健康问题或生命过程反应做出独立的处理决定。对于合作性问题，护理的重点是监测问题的发生。

合作性问题的陈述方式：合作性问题有其固定的陈述方式，是以"潜在并发症"作为前提的，主要是为了强调护理的重点是在于减轻一些生理因素的严重性。在书写合作性问题时，一定要写上"潜在并发症：某某"，这样陈述才能说明此情况是需要护士参与干预的，否则会被误认为是医疗诊断。

合作性问题中的"潜在并发症"可简写成"PC"。例如："潜在并发症：咯血"可简写成"PC：咯血"。

（三）护理计划

制定护理计划是护理程序的第三步。是以护理诊断为依据，设计如何满足患者的需要、增加病人的舒适、维持和促进患者的功能及促进患者康复的动态决策过程。其目的是要确定护理重点，明确预期目标，提供护理评价标准，制定护理措施的实施方案。

1. 计划的种类

①入院时护理计划：入院患者经过第一次护理评估后，护士根据获得的资料，制定出初步护理计划，此计划在实施过程中需不断修改完善。②住院时护理计划：当获得新的评估资料后，为患者制定出比入院时护理计划更具体、更个体化的护理计划。确立当时需要优先解决的护理问题，提高护理活动的效果和质量。③出院时护理计划：护士根据患者住院期间和出院时的评估资料，推测患者出院后的需要，为患者制定出院指导。

2. 制定计划的过程　分为四个过程，即：护理诊断排序，制定目标，制定护理措施，计划成文。

(1) 护理诊断排序：一个患者可同时存在多个护理诊断，制定护理计划时需要根据解决问题的先后顺序对护理诊断排序，要把对患者生命和健康威胁最大的问题放在首位，其他的依次排序，然后根据问题的轻、重、缓、急，合理安排护理工作。

首优诊断：是指威胁到生命、需要立即去解决的问题，如"有窒息的危险：与呼吸道阻塞有关"；"心输出量减少：与上消化道出血有关"等；急危重患者在紧急状态下，常可存在多个首优诊断。

中优诊断：指涉及的问题不直接威胁患者生命，但也能导致身体上的不健康或情绪上变化的问题。如"慢性疼痛：与寒湿阻络有关"，"悲哀：与手术切除子宫有关"等。

次优诊断：是指与此次发病关系不大，不属于此次发病所反应的问题。这些问题并非不重要，而是指在安排护理工作时可稍后考虑。如"营养失调：高于机体需要量"，"社交孤立：与环境改变有关"等。

排序的原则及注意事项按 Maslow"人类基本需要层次论"排序，优先解决生理性需要；分析和判断护理诊断之间是否存在相互联系及其性质，先解决问题产生的原因，再考虑由此产生的后果。现存问题优先解决，但不要忽略潜在的、有危险性的问题。护理诊断的排序应随病情的变化而调整，并注意从安全性、可利用资源、患者的合作态度来综合考虑。在与治疗、护理方案无冲突的情况下，可考虑优先解决患者认为最重要的问题。

(2) 制定目标：目标是期望护理对象在接受护理照顾后的功能、认识、行为及情感或感觉的改变。这种结果是可以测量的，也是评估护理效果的标准。目标可分为长期目标和短期目标。

长期目标：是指在相对较长的时间内才能达到的目标，通常需要数周或数日，适合于病程长及康复期的患者。如"在一月内恢复到原来的日常生活自理水平"，"住院期间无皮肤破损，无压疮发生"。

短期目标：是指在短期内能够达到的目标，通常少于一周，适合于病情变化快，住院时间短的患者。如"尽量在 48 小时内缓解疼痛"，"术后 96 小时内恢复肠蠕动"。

目标的陈述：目标陈述的对象是患者，而不是护士。陈述方式：主语 + 谓语 + 行为标准 + 状语。主语是指护理对象或护理对象的任何一部分，如"患者"、"上肢"、"体温"等；谓语是指护理对象将要完成的行为或动作，必须用行为动词来说明，如"学会"、"恢复到"、

"说出"等；行为标准指主语完成行为的程度和水平，包括时间、距离、速度、次数等；状语指主语完成行为时所处的条件状况，用以说明行为改变的时间、地点、方式或范围。如："一周后患者能独自使用勺子进食"，"住院期间患者不发生新的压疮"。

目标陈述的注意事项：目标是护理对象接受护理后发生的改变，而不是护理行动本身或护理措施；目标是可测量、可评价的，其中的行为标准应尽量具体，避免使用含糊、不明确的词句，以便于观察、测量和效果评价；一个目标来自一个护理诊断，但一个诊断可以有多个目标；目标应由护理对象与护士共同确定，双方应共同努力，以保证目标的实现。

（3）制定护理措施：制定护理措施是围绕护理对象已明确的护理诊断，为帮助护理对象达到预定目标而设计的工作项目及具体的实施方法。

护理措施的类型：包括独立性护理措施、依赖性护理措施和合作性护理措施三种。

独立性护理措施：指不依赖医嘱，护士能够独立提出和采取的措施。如在中医理论指导下，在患者的起居、情志、饮食、服药等方面，制定出辨证施护的原则及具体措施。在起居方面，包括气候、寒温、卧位、休息、活动、功能锻炼等；在情志方面，包括七情宜忌和情志护理方法等；在饮食方面，包括饮食调养、饮食宜忌等；在服药方面，包括服药的次数、时间、方法、注意事项及禁忌等。例如：脾肾阳虚水肿患者的辨证施护原则及措施：卧床静养，保暖忌风；忌惊恐忧思；饮食宜热宜软，忌生冷咸寒；中药宜浓煎温服等。

依赖性护理措施：是指在执行医嘱或实施被授权的常规护理时所采取的行动。如给药、输液、检验、治疗、针灸、拔罐、推拿、刮痧、换药、熏洗等均为医生开处方或在医生监管下实施。

合作性护理措施：是护士与其他健康保健人员相互合作采取的行动，如患者为"营养失调：高于机体需要量"的护理诊断时，护士为帮助患者恢复理想体重而咨询营养师或运动医学有关专家，并将他们的意见融入护理计划中。

制定护理措施的注意事项：护理措施应有针对性，应针对护理诊断的相关因素，达到预定的目标；措施应切实可行，考虑护理对象的条件及愿望，护理人员的水平、数量、设备及环境等；护理措施需与其他相关人员配合，如医师、营养师等；要征求护理对象意见，使其乐意接受；护理措施要有科学依据，并且一定要保证患者安全。

（4）记录护理计划：指将护理诊断、预期目标、护理措施以一定的格式记录下来，作为临床护理工作的依据。其具体书写格式，不同医院、不同科室有各自具体的情况和要求，以能真实反映护理对象的情况和问题，有利于护理工作为宗旨。

制定中医护理计划的基本要求：充分体现中医学整体观念的特色，重视生活起居护理、情志护理、饮食调护、给药护理和预防养生等中医护理方法；用辨证施护的理论指导护理措施的制定，体现因人、因地、因时制宜和同病异护、异病同护的特点；体现护病求本、急则护标、缓则护本及标本兼护的原则；充分运用中医护理技能，在护理措施中使用针灸、推拿及其他行之有效的中医护理方法；护理措施采用中西医结合方法。

（四）护理实施

实施是护理程序的第四个步骤，是执行和完成护理计划的过程。此阶段工作内容包括：

执行护理措施，继续收集资料，进行早期评价及记录等。

1. 护理实施的方法和内容 实施是护士运用操作技术、沟通技巧、观察能力、合作能力和应变能力去执行护理措施的过程。其方法包括直接给护理对象提供护理；鼓励和协助护理对象参与护理活动；与其他医务人员合作来实施计划；对护理对象及其家属进行教育和咨询，指导他们掌握有关知识，达到自我维护健康的目的。实施阶段的工作内容除按护理计划的内容执行护理措施外，还要通过护理评估继续收集资料，并对护理措施实施效果进行评价，进一步修订护理计划。实施后，应做好护理记录，护理记录是指记录护理活动的情况和护理对象的反应。记录要求及时、准确、真实、简明和有条理。

2. 护理实施过程中的注意事项 护理活动应以整体的患者为中心，尽可能适应患者的需要。在实施护理措施时，应考虑患者的信仰、价值观、年龄、健康、经济及医疗保障状况。在执行医嘱时，应明确其意义，对有疑问的医嘱应澄清后再执行。应鼓励患者积极主动地参加护理活动，在实施过程中注意与患者交流，适时给予教育、支持和安慰，患者对护理活动的理解与合作有助于提高护理活动的效率。根据患者的具体情况及时修改护理措施，要把病情观察和收集资料贯穿在实施过程中，根据病情灵活实施计划。护理措施必须保证安全，预防并发症的发生。

（五）护理评价

评价是护理程序的最后阶段，但贯穿于护理过程的始终。评价是有计划、有系统地将患者的健康状况与预期目标进行比较，衡量护理措施执行后患者的反应的过程。评价不仅可以了解患者是否达到预期效果或目标、患者的需求是否得到满足，而且能检查整个护理程序，反映出护理效果。通过评价，可及时发现护理工作中的偏差或问题，做出新的诊断和计划，或对以往的方案进行修改，从而使护理程序循环往复进行下去，以达到为护理对象解决问题的根本目的。

1. 评价的步骤

（1）收集资料：收集与目标有关的资料，包括护理对象身体的外观及功能变化、特殊的症状与体征、知识、情感及自理能力方面的改变，了解目标是否实现、出现哪些新问题，以便重新修改和实施护理计划。

（2）对比标准，评价目标是否实现：护理计划中的预期目标是判断的标准。将患者目前的健康状况及反应与目标中预期的状况进行比较，以判断目标是否实现。

目标实现程度可分为三种：①目标完全实现；②目标部分实现；③目标未实现。例如，预定目标为"一周后患者独立行走 50 米"，一周后评价结果为：患者已能行走 50 米——目标实现。患者能行走 20 米——目标部分实现。患者无力行走——目标未实现。如果目标部分实现或未实现，应从以下几方面分析原因：评估时原始资料收集是否准确、全面；护理诊断是否正确；护理目标是否切实可行；护理措施的选择是否恰当，执行是否有效；患者是否配合。

（3）重审护理计划：护理计划不是一成不变的，需根据患者情况的变化，重审和调整护理计划；调整的方式有停止、修订、删除和增加。停止：护理对象的问题已解决，这时应停止相应的护理诊断及措施；修订：对目标部分实现和未实现的护理诊断，找出问题所在，然后对护理诊断、目标、措施中不恰当的地方加以修订；删除：判断错误或不存在的诊断，应予以删除；增加：对新发现的护理诊断，应及时增加到护理计划之中。

2. 评价方式 评价的方式有上级评价、同行评价和自我评价，可采取护理查房、护理会诊、病例讨论及护理质量检查等方法进行评价。

第五章

一　般　护　理

中医一般护理包括病情观察、生活起居护理、情志护理、饮食护理、病证后期护理、预防护理等。这些护理措施实施恰当与否，直接影响疾病的转归与预后。因此，做好患者的一般护理，具有十分重要的意义。

第一节　病　情　观　察

中医护理对病情观察有其独特之处，有一套完整的辨证护理的方法。护理人员在病情观察中应运用中医基础理论准确地发现病情变化，善于发现各种危象出现的征兆，掌握疾病发展变化的规律。在临床护理工作中，利用和患者接触的机会，对病情进行全面而周密的了解，做到及时发现，及早治疗，防止疾病恶化，减少并发症的发生。恰当的病情观察能为医生提供诊治疾病的依据，为采用不同的护理方法提供依据。

一、病情观察的要求

（一）运用中医基础理论指导病情观察

1. 以中医基础理论为指导进行病情观察　护理人员在进行病情观察时，应以中医基础理论为指导，以整体观和审证求因为原则，通过望、闻、问、切等手段，收集患者的病情资料，及时、准确、细致地进行病情观察，掌握疾病变化规律，为辨证施护提供依据。尤其对危重患者，应时刻观察其复杂的病情变化，及时发现病情变化的先兆症状，以便及时进行抢救，使其转危为安。

2. 要具备高尚的医德　护理人员应做到一切从患者的利益出发，全心全意为患者服务。在临床护理工作中，护理人员应为患者提供全面的技术服务，经常深入病房观察病情变化，一旦发现危险症状，组织人员及时抢救。如血证患者，若患者主诉自觉咽部有血腥味，则为咳血或呕血的先兆，应立即采取止血措施，防止大出血而危及生命。

3. 观察内容重点明确　护理人员应熟悉患者的病情和治疗护理的要求，有重点、有目的地对疾病的证候进行观察。如郁证患者应重点观察情绪变化，肺痈患者应重点观察咳嗽的性质与痰液的色、质、量等变化。

4. 观察方法科学有效　病情观察的方法正确与否，将直接影响病情的判断，以及护理措施落实的有效性和科学性。护理人员应熟练掌握四诊法及其他方法，主动利用一切机会去观察病情，及时、准确地发现患者的病情变化。

5. 结果记录客观真实 对观察结果要及时进行细致、准确的记录。能用计量表示的要记录具体数量，如体温、尿量等；对不能量化的症状和体征，描述要客观、真实。

（二）掌握证候传变规律

1. 了解脏腑的虚实变化 人体各脏腑有一定的生理功能，脏腑与脏腑及全身组织器官（如肌肉、皮毛、骨骼、筋脉以及五官、二阴）之间都有一定的联系。只有了解脏腑的虚实变化，才能掌握证候变化规律，这是指导病情观察的重要依据。以肝为例，《素问·玉机真藏论》说："肝受气于心，传之于脾，气舍于肾，至肺而死。""肝受气于心"，因心主血，肝藏血，心血充足，则肝有所藏，血脉通畅，肝得所养；若心血不足，肝血亦亏，不能制约肝阳，阴虚阳亢，则见患者有头晕目眩，手足发麻等症状。"传之于脾"，因肝藏血，脾主运化，肝血有赖于脾的滋生，脾的运化又赖于肝的疏泄，若肝气郁结，不能疏泄，可影响脾之运化，在病情观察时就可见到腹胀、纳呆、恶心、呕吐、腹泻等症状。"（肝）气舍于肾"，因肝藏血，肾藏精，肝血与肾精互相滋生，若肾精不足，肝不舍肾，而至水不涵木，在病情观察时可见头晕头痛，目眩耳鸣，腰膝酸软等症状。"至肺而死"，因肝主升发，肺主肃降，肺气的正常肃降有赖于肝气的疏泄和升发，若肝失疏泄，就可影响肺气的肃降功能，在病情观察时可见胸满喘促，甚则不能卧等危重证候的表现。

2. 观察经络反映 人体是有机的整体，各脏腑在生理活动中保持协调统一，主要靠经络的沟通、联络作用实现。经络不仅是外邪由表入里和脏腑之间病变相互影响的途径，也是脏腑与体表组织之间病变相互影响的途径。通过经络的传导，内脏的病变可以反映于外表。如肝气郁结常见两胁、少腹胀痛，即是因为足厥阴肝经抵小腹、布胁肋；真心痛，不仅表现为心前区疼痛，且常放射至上肢内侧尺侧缘，即是因为手少阴心经行于上肢内侧后缘之故。又如胃火见牙龈肿痛、肝火上炎见目赤等，都是经络与所属脏腑联系的反映。经络有一定的循行部位和络属脏腑，能反映所属脏腑的病证。在临床护理工作中，可根据疾病症状出现的部位，结合经络循行的部位及所联系的脏腑，进行病情观察，以明确诊断和确定护理措施。

二、病情观察的方法

（一）运用四诊的方法，观察病情变化

望、闻、问、切四诊，是了解疾病发生发展变化的四种方法。护理人员在临床工作中应运用四诊的方法，有目的地对病情进行观察和分析，以收集病情变化的资料，从而为制定护理计划、对疾病进行辨证护理提供依据。

1. 望诊 在病情观察时运用视觉，对患者全身和局部的病情，如色、神、形、态、头颈、五官、躯体、四肢、皮肤、络脉，以及排泄物、舌象等，有目的地进行观察，以发现其病情变化。

（1）望神：神是机体生命活动的总称，是对人体生命现象的高度概括。神的意义有二，一是"神气"，是指脏腑功能活动的外在表现；二是"神志"，是指人的思维、意识和情志活

动。望神就是通过观察人体生命活动的整体表现来判断病情的方法。在进行病情观察时，若见患者两目灵活而明亮有神，神志清楚，语言清晰，反应灵敏，动作灵活，体态自如，呼吸平稳，肌肤润泽，这是精气充足、体健神旺的表现，即使有病，也预后良好，临床称为得神。若见患者两目晦暗，目光无神，表情呆板，语无伦次或循衣摸床，撮空理线，手撒肢冷，瞳神呆滞，反应迟钝，动作失灵等为失神，是脏腑功能衰败的表现，预后不良。若危重久病，失神多日，突见病情似有转机，精神好转，目似有光，言语不休，语音清亮，这是阴阳即将离决的危候，称为假神。

(2) 望面色：观察患者面部颜色与光泽，可以了解脏腑气血的盛衰，以及邪气的情况。正常人的面色是红黄隐隐，明润含蓄；由于体质的差异、所处地理环境的影响、工作性质的不同，或因饮酒、运动、七情变化等因素，面色可有所变化，但只要不失明润含蓄的特征，就不属病色。病色是指在疾病状态下人的面部色泽。若见患者面呈青色，多为寒证、痛证、瘀血或惊风。若见患者面呈赤色，多为热证、实证或虚热证。若见患者面呈黄色，多为脾虚证、湿盛证。面目身体皆黄，称为黄疸。色黄而鲜明为阳黄，属湿热重；色黄而晦暗，为阴黄，属寒湿重。若见患者面呈白色，多为虚证、寒证、失血或夺气。若见患者面呈黑色，多为肾虚、寒证、痛证、水饮或瘀血。肾精亏耗的患者可见面黑而干焦；肾虚水泛的水饮证或寒湿下注的带下证患者，可见目眶色黑。久病、重病患者，若面部时时泛红如妆，为虚阳上越的戴阳证，属危重证候。

(3) 望形态：包括观察形体和姿态。

望形体，是观察患者形体的胖瘦及发育情况，以了解体质的强弱和气血盛衰。人体五脏功能旺盛则形体强壮，体形健美。若体型肥胖，肤白无华，伴精神不振，为阳气不足；若形瘦肌削，面色苍黄，胸廓狭窄，皮肤干焦，为阴血不足，肾气亏损，或后天失养，脾胃虚弱。

望姿态，是观察患者的动静姿态及肢体的异常动作。"阳主动，阴主静"。如患者喜动者多属阳证，喜静者多属阴证；若患者卧时蜷缩成团，面常向里，精神萎靡者，多为阴证、虚证；若患者卧时仰面伸足，常揭去衣被，不欲近火者，多属热证；若患者卧时喜加衣被，或向火取暖喜热者，多属寒证；若见患者坐而俯首，气短懒食，则属肺气虚或肾不纳气证；若患者坐而不得卧，卧则气逆喘促，则属心阳不足、水气凌心证。如见患者眼睑、口唇、手指、足趾不时抽动，在急性热性病中，多为发痉的先兆；在内伤杂病中，多为血虚阴亏，经脉失养；若见四肢抽搐或拘挛、项背强直、角弓反张，多属于痉证。

(4) 望头颈五官：包括望头面、颈项、五官等。

若头形过大或过小皆为肾精不足，或先天大脑积水，智能发育不全；若见患者面部肿胀，多见于水肿证；若见患者头面皮肤焮红肿胀，色如涂丹，压之褪色，伴有局部疼痛，属抱头火丹证。观察头发，可以了解肾气的盛衰。如见发黑浓密而润泽，属肾气盛而精气充足；若见发黄稀疏，干枯不荣，属精血不足，肾气亏虚。

观察颈项，若见患者颈部有肿物，常为瘿瘤或瘰疬；若见患者头项强直，则为痉证实邪；若见头项软弱，头重倾垂，则为正气虚弱。

观察五官包括望目、望耳、望鼻、望口唇等。若见患者双目睛白发黄为黄疸；发红为热证；目窝浮肿常为气虚或水肿初起；肝风患者可见两目斜视；小儿惊风则见两目上视。若见患者耳内流脓为肝胆实热，如耳轮干枯焦黑则为肾精亏耗。若见鼻翼煽动为邪热壅肺，或肺肾精气衰竭；若见鼻柱溃烂塌陷，常见于麻风或梅毒。若见口唇淡白为血虚，口唇红而干为热甚，口唇暗紫为血瘀。若见患者口开不闭，多为脱证，口角歪斜多为中风，口噤不语多为痉证。

（5）望齿、龈、咽喉：望齿龈可了解肾与胃肠病变。若见牙齿干燥，多为胃热炽盛，津液已伤；若干燥如枯骨，则为肾精枯竭；牙齿光燥如石，为阳明热极。牙龈为手阳明、足阳明经脉所络，当牙龈红肿灼痛时，说明胃肠实热；牙龈易出血，多属阴虚火旺或脾不统血。咽喉是肺胃之门，多条经脉络于咽喉部。若见咽喉红肿疼痛或溃脓，多属肺胃热盛；如果久痛不愈，则属肾阴不足、阴虚火旺；咽喉间若见白膜，刮之不除，重刮则出血又生白膜的，是为白喉。

（6）望皮肤：主要是观察皮肤色泽荣枯的变化，以及在急性热病中的一些皮疹等。若见皮肤色黄并兼见目睛黄染属黄疸，色鲜明为阳黄，色晦暗为阴黄。若见皮肤发斑，斑色红赤为热入营血，斑色红润为顺，暗红或紫赤为逆，是毒热炽盛的重症。皮肤出疹，疹如粟米，高出皮肤、抚之碍手，多见于麻疹病。疹色红润为顺，赤紫暗滞则为热毒内盛，淡而不红是正虚邪气内陷，属逆象，应密切观察病情变化。暑湿、湿温病常在皮肤上出现白色小颗粒，晶莹透亮，此为白痦，属湿郁热盛所致。此外还应观察有无疖、疔、疽、痈等。

（7）望小儿指纹：通过观察小儿食指内侧络脉的形色、浮沉、深浅、色泽、形状，来判断疾病性质及转归预后。

（8）望排出物：通过观察排出物（如大便、小便、呕吐物、痰涎）的色、质、量的变化，以了解各有关脏腑的病变和邪气的性质。

观察大便，若见色黄褐如糜且恶臭的，为大肠有热；大便泻下如水或夹有未消化食物的，为肠中有寒；腹泻肠鸣，身重不爽为有湿；若见大便有血，色鲜红且先血后便的是近血，色黑褐且先便后血的是远血；便下痢脓血伴腹痛、里急后重的是痢疾。

观察小便，若见小便清长量多者属寒，短少赤涩者属热，尿血为热在下焦。若见小便艰涩疼痛为淋证，尿如脂膏是膏淋，尿中有沙石是石淋。

观察呕吐物，若见清澈无臭的寒性呕吐物，多因胃寒引起；呕吐物酸臭且夹杂未消化的食物，多为胃热宿食。咳吐而出为鲜血，病多在肺；吐血量大并含有食物残渣，病多在胃。

观察痰涎，稠而浊者为痰，清而稀者为饮。

（9）望舌象：舌象的变化，能客观地反映正气盛衰、病邪深浅、邪气性质、病情进退，可以判断疾病的转归和预后，为护理措施的制定提供重要依据。观察舌的内容主要包括望舌质和望舌苔两方面。

望舌质包括观察舌的神、色、形、态。①舌质的神是指其荣枯，凡舌质有光彩、荣润的为有神，预后良好；如果干枯乏津，没有光彩的是无神，为恶候，预后差。②舌质正常情况为淡红色，润泽而鲜。若舌色鲜红，属邪热甚或阴虚火旺；舌尖红属心肺热盛；舌边红属肝胆热盛；舌色绛而润的为热入心包；舌绛而光，舌中心发干属心胃火燔，津液劫夺；舌绛而干枯是肾阴枯竭；温病中舌绛而有紫斑的，预示发斑。③舌形是指舌质老嫩、裂纹、芒刺、胖大等变化。如舌体胖嫩、色淡，多属脾胃阳虚，水湿内停；舌体瘦小而薄；多为阴血亏虚；薄瘦而色淡，为气血两亏；瘦薄红绛而干者，多为阴虚火旺，津液耗伤。舌尖有芒刺为心火亢盛；舌边有芒刺，为肝火亢盛；舌中有芒刺，为肠胃湿热。若见舌面上有明显裂沟，称为裂纹舌，多为阴液亏损；红绛有裂纹，为热盛伤津；舌色淡白有裂纹，为血虚不荣。舌体边缘有牙齿的痕迹，为齿痕舌，多属脾虚。若见舌面光滑如镜而无苔，称光滑舌，也叫"镜面舌"，属胃气将绝的危候。④舌态是指舌体的动态，常见的病理舌态包括强硬、痿软、颤动、㖞斜、吐弄、短缩等。

望舌苔，包括观察苔色与苔质两方面。①望苔色。若见白苔，多为表证、寒证；白苔而舌色淡，多为里寒证；舌上满布白苔，如白粉堆积，多为外感秽浊之气，与热毒相结而成，常见于瘟疫或内痈。若见黄苔，多为热证、里证，苔色越黄，说明热邪越重。若见黑苔，多为热极或寒湿证。苔黑而燥裂，甚则生芒刺，多为热极津枯；苔黑而润滑，则多属阳虚寒盛。②望苔质。若见薄苔，为病邪在表，病情较轻；若见舌苔厚者，多为病邪入里，病情较重或内有饮食痰湿积滞。苔面干燥，扪之无津，为糙苔，是因津液不能上承所致，多见于热盛伤津或阴液亏耗之证，也有阳虚不能化津上润者。舌面上有过多水分，扪之湿而滑利，为滑苔，多因阳虚，痰饮水湿内停所致。腐苔是苔质颗粒疏松，形如豆腐渣堆积舌面，刮之易落，多为阳热有余，蒸腾胃中浊邪上升而成，见于食积痰浊；腻苔是舌面上覆盖一层浊而滑腻的苔质，颗粒细腻致密，刮之难去，多见于湿浊、痰饮、食积、湿热等。

2. 闻诊 包括听声音和嗅气味两个方面。

听声音：指通过听觉观察患者的语声、呼吸、咳嗽、呃逆等，来判断疾病的寒热虚实。①观察语声，若语声高亢洪亮，多言躁动，属实证、热证；语声低微无力，少言沉静，属虚证、寒证。病初起声音突然嘶哑，是感受风寒外邪，肺气不宣所致，属实证；久病失音则多为精气内伤，肺燥津枯所致。②观察呼吸，若患病之人呼吸如常，是形病而气未病；呼吸异常，是形气俱病。呼吸气粗多属外感实邪；呼吸气微多属内伤正虚；呼长吸短，喘息气促，喉中痰鸣者，多属哮喘实证；喘息气短，呼吸不相接续，声低息怯者，多属哮喘虚证。气息不利，须长出气后为舒适的，谓之"喜太息"，是气郁不畅。③观察咳嗽，咳声重浊，鼻塞流涕是外感风寒；咳声不扬，痰稠色黄，咽干红痛是外感风热；干咳无痰，咳声无力是肺燥伤阴或虚劳证；咳嗽顿作、呛吐，多见于小儿百日咳。④观察呃逆，若闻呃逆声高有力，暴发顿作，多是肝胃气火上逆，属实热之证；若闻呃逆低怯无力，断续不接，多属胃气虚弱且胃气不和；若久病、重病阶段出现呃逆现象，属胃气将败之恶候。

嗅气味：包括患者身体气味以及所居病室气味两方面。①嗅患者身体气味：如口臭说明消化不良或有龋齿，口气酸而臭说明胃有宿食、胃热等。又如瘟疫重证、严重肝肾功能衰竭的患者，身体有一般难闻的臊气；身有溃腐疮疡的，可散发出一股腐臭气味。②嗅病室气味：如久病重病、脏腑衰败的，病室有腐败尸臭气味；瘟疫之疾，一开始即散发臭气，轻则充盈于床帐，重则充满全屋。

3. 问诊 是在望诊、闻诊获得初步印象的基础上，通过对患者本人或陪诊者的有目的询问，以了解病情的一种方法。问诊的内容，包括患者的一般情况（姓名、性别、年龄、职业、住址、籍贯等）和家族史、既往史，以及疾病发生的时间、原因、经过、生活习惯、精神状况等。在病情观察时，通过问诊可了解疾病的发生、发展、治疗经过，目前自觉症状和其他与疾病有关的情况，以帮助确定疾病的性质，为疾病的诊治和护理提供依据。

（1）问寒热：即问恶寒、畏寒与发热的表现，以辨明病邪性质和机体阴阳盛衰等情况。

问恶寒，恶寒与发热同时出现，若恶寒重、发热轻多属外感风寒，恶寒轻、发热重则多属外感风热，若恶寒发热交替而作是谓"寒热往来"，为半表半里证的特点。如果见寒战与壮热有规律的交替发作，是为疟疾。

问畏寒，若患者怕冷，添加衣被或设法取暖后有所缓解，同时又伴有自汗，四肢发凉的属阳虚。

问发热，一般常见的发热有三种情况：一是壮热，即高热，不恶寒反恶热，多见于外邪入里化热的实热证。二是潮热，若发热如潮水般定时，常于午后热重，热度不甚高，兼见五心烦热的，是阴虚潮热；若兼见身热不畅的，多见于湿温等；若夜间发热，天亮即退的，多是阴血亏虚。三是低热，若长期低热不退，多属阴虚发热或温病后气阴两伤发热。

（2）问汗：汗是体内阳气蒸化阴液而成。正常的汗出往往受气温、衣着、活动等因素的影响。在病情观察时主要是观察患者有无病理性的汗出。①问有汗与无汗，凡发热恶寒且无汗，多属风寒表实证；发热恶风有汗，多属表虚风热之证。②问自汗与盗汗，醒时汗出，活动更甚者为自汗，属气虚阳虚，卫阳不固所致。睡眠时汗出，醒后汗即止的为盗汗，属阴虚。也有气阴两虚而自汗与盗汗并见者。

（3）问头身、胸腹：询问患者头身、胸腹有无疼痛、痞满、胀满、水肿等，注意观察病证出现的时间、部位、性质、程度。

（4）问饮食：无论外感、内伤，饮食情况是病情观察时重要的询问内容。①问口渴与饮水情况，凡口渴多饮，常见于热证；大渴喜冷饮是热盛伤津；渴喜热饮而量不多，多为痰饮内阻，气不化津或为虚寒所致；渴而不欲饮，或饮后膈间不适，是有蓄水；大渴引饮，小便量多，为消渴。②问食欲及食量，病中食欲尚可，食量未减未增，说明脾胃功能正常，病势顺利；若食量渐减，食欲不佳者，为脾胃气虚，病势不顺。③问口味，口味是指患者自觉口中的味道。口中苦涩多是火热，常与心火盛及肝胆有热有关；口中发甜多属脾胃湿热、脾虚水湿上泛；口中咸多属肾病或寒水上泛；口中酸多属消化不良、肝胃不和；口中淡而无味，多属阳气虚弱；口中黏腻多属湿浊内蕴。

（5）问二便：指通过对患者大小便的形色、气味、次数的询问，以辨别疾病的虚实、寒热及病情变化。

（6）问睡眠：包括失眠和嗜睡两种异常情况。①失眠，可见入睡困难，兼有心悸健忘、食少倦怠者，多属心脾不足；若失眠而多梦，兼有急躁易怒者，多是肝火偏亢；其他还有心肾不交、脾胃不和，大病后气血亏虚、年老体弱等因素，都可造成失眠。②嗜睡，病中若阳气虚弱，多嗜睡懒起；饭后困乏易睡者，属脾气不足；病后嗜睡为正气未复；还有因湿盛而嗜睡者，当见身重倦怠，脉濡缓等湿象；热入心包之嗜睡，多兼见高热神昏证。

（7）问经带：对女性患者，应注意询问月经和带下的情况。①问月经，包括经期、经量、经色、经质等方面的变化。若经期提前、量多、色深红、质黏稠，多属血热；经期错后、量少、色淡红、质清稀，多属血虚；经前少腹疼痛拒按，多因气滞血瘀；经后腹痛的则多属虚寒。②问带下，包括带下的色、量、质等方面的情况。如带下色白、量多质稀，属虚寒；带下色黄黏腻、腥臭，属湿热；带下色青灰而黏，属肝气郁滞。

（8）问小儿：对小儿的病情观察，主要依靠询问亲属并结合望诊、闻诊和切诊。问小儿病情除一般内容外，还要询问幼儿出生前后的情况、家庭健康情况、既往病史、预防接种史、传染病史、喂养方法、生长发育情况，以及发病前后详细情况。

4. 切诊 包括脉诊和按诊两部分。

脉诊又称切脉，指对患者身体某些特定部位的动脉进行切按，体验脉动应指的形象，以了解病情的一种方法。人体的血脉贯通全身，内连脏腑，外达肌表，运行气血，周流不休；所以，脉象能够反映全身脏腑组织的功能活动情况。若见浮脉，一般多属于表证；若见沉脉，一般多属于里证；脉数而有力，多为实热证；脉迟而无力，多为虚寒证；若脉来弦涩，多属气滞血瘀之证。

按诊，指触按局部的异常变化，以推断疾病的部位、性质和病情的轻重等情况。按诊包括按肌肤、按手足、按胸腹等，以测知寒热、软硬、压痛、痞块等异常变化。如皮肤润泽，为津液未伤；干燥或甲错，为津伤或瘀血。按压肿胀处，按之凹陷，不能即起的，为水肿；按之凹陷，举手即起的为气肿。按手足，可以判明寒热，手足俱冷的多为阳虚或阴盛，属寒；手足俱热的，多为阳盛或阴虚，属热。按脘部，即"心下"，心下按之硬痛，是结胸，为实证；心下满，按之软而不痛，为痞证；心下坚硬，大如盘，压痛而固定不移，属积聚。按腹部，腹胀满，叩之如鼓，为气胀；按之如囊裹水，小便不利，为水鼓；腹内有肿块，按之坚硬，推之不移，痛有定处，为癥为积，属血瘀；肿块时聚时散，按之无形，痛无定处，为瘕为聚，属气滞。

（二）运用辨证方法分析病情

通过望、闻、问、切四诊所获得的病情资料，应运用辨证方法进行分析，以便判断与确定疾病的性质和部位，为辨证施护提供依据。临床常用的辨证方法包括病因辨证、八纲辨证、脏腑辨证、六经辨证、卫气营血辨证与三焦辨证等。在进行病情分析时，不同的病证，可采用不同的辨证方法，如外感病中"伤寒"，运用六经辨证方法；外感病中"温病"，则运用卫气营血辨证等方法对病情进行辨证分析。

（三）观察治疗与护理效果，及时修改护理措施

在进行病情观察时，不仅要收集有关病情变化的资料，还应观察治疗与护理后的效果如何，以便验证所制定的护理计划是否正确，是否需要进行修改和补充，使护理措施的实施能够符合病情变化的规律。如患者经过治疗与护理后，有新的症状出现，病情变化幅度大，常提示病情恶化，原来的护理计划已不适合，应进行修改。

第二节　生活起居护理

生活起居与健康有着密切的关系,《素问·上古天真论》曰:"上古之人,其知道者,法于阴阳,和于术数,食饮有节,起居有常,不妄作劳,故能形与神俱,而尽享其天年,度百岁乃去"。反之,若"以酒为浆,以妄为常……逆于生乐,起居无节,故半百而衰也。"说明要保持身体健康,应懂得顺应自然发展规律,适应四时气候变化,做到饮食有节,起居有常,生活规律,才能延年益寿;若饮食不节,起居无常,就会多病早衰。

一、顺应四时调阴阳

(一) 顺应四时调阴阳的重要性

《素问·四气调神大论》曰:"夫四时阴阳者,万物之根本也。所以圣人春夏养阳,秋冬养阴,以从其根,故与万物沉浮于生长之门。逆其根,则伐其本,坏其真矣。故阴阳四时者,万物之终始也,死生之本也,逆之则灾害生,从之则苛疾不起,是谓得道。"说明阴阳四时的变化,是万物生长变化的根本,所以善于养生的人,春夏两季能够注意保养阳气,秋冬两季能够注意保养阴气,和万物一样,顺应阴阳之性而生活于自然界生长收藏的规律之中。由于自然界的阴阳消长运动,影响人体阴阳之气的盛衰,人体必须适应大自然的阴阳消长变化,才能维持生命活动,从而保持人体内外环境的统一。"逆春气则少阳不生,肝气内变;逆夏气则太阳不长,心气内洞;逆秋气则太阴不收,肺气焦满;逆冬气则少阴不藏,肾气独沉。"若在春天不注意养生,违背了春生之气,体内的少阳之气不能生发,则可发生肝气内郁的病变;若在夏天不注意保养,违逆了夏长之气,太阳之气不能生长,则可发生心气虚的病变;到了秋天,若违逆了秋收之气,太阴之气不能收敛,则可发生肺胀满喘息的病变;到了冬天,不注意养生,违逆了冬藏之气,少阴之气不能闭藏,则可发生肾气不能蓄藏的病变,甚至危及生命。所以顺应四时是一切生物维持生存的重要条件。平调阴阳,以合四时,主动调节内环境与外环境的协调一致,才能保证身体健康。

(二) 四时气候护理

《素问·四气调神大论》曰:"春夏养阳,秋冬养阴",这是根据自然界和人体阴阳消长、气机升降、五脏盛衰的不同时间、特点、状态而制定的四时调摄原则。

春天是万物生长的季节,冬去春来,冰雪融化,气候由寒转暖,微风吹拂,万物复苏,柳丝吐芽,阳气生发,生机活泼。人们应顺应春时生发之气,调摄作息。《素问·四气调神大论》说:"春三月,此谓发陈,天地俱生,万物以荣,夜卧早起,广步于庭,披发缓形,以使志生,生而勿杀,予而勿夺,赏而勿罚,此春气之应,养生之道也。"春天气候变得温暖,皮肤腠理逐渐舒展,汗腺分泌亦开始旺盛,皮肤湿润,气候环境影响人体生理功能,产生放松和催眠作用,而表现为春困。此时,应顺应自然,入夜即睡,早些起床,披散头发,宽衣松带，使形体舒缓，在庭院中散步，使心胸开阔，精神愉快，保持生机。

夏天气候炎热，天阳下济，地火上腾，天地之气相交，万物生长发育繁茂，长势旺盛。《素问·四气调神大论》说："夏三月，此谓蕃秀，天地气交，万物华实，夜卧早起，无厌于日，使志无怒，使华英成秀，使气得泄，若所爱在外，此夏气之应，养长之道也。"此时，人们顺应自然界养长之势，入夜晚睡眠，清早起身，不厌晨光，保持心情愉快，勿发怒，使气机宣畅，通泄自如。夏季不贪凉夜露，以免损伤阳气，在酷暑炎热之白昼，当躲避暑热，以免出汗过多而伤卫阳。

秋天气候开始转凉，阳气渐收，阴气渐盛，植物结实成果，为收贮之时。人们应顺应自然界收敛、肃降之势。《素问·四气调神大论》说："秋三月，此谓容平，天地以急，地气以明，早卧早起，与鸡俱兴，使志安宁，以缓秋刑，收敛神气，使秋气平，无外其志，使肺气清，此秋气之应，养收之道也。"秋气凉，阳气始收，人们应早睡早起，控制情绪，保持神志的安宁，舒张收敛有序，既减缓秋季肃杀之气对人体的影响，又保持肺气的清肃功能，以维持身体的强健。饮食应少寒冷，多温平。

冬天气候寒冷，阴气盛极，万物生机闭藏潜伏，草木凋零，昆虫蛰伏，水寒成冰，大地龟裂。人体阳气自然内收而卫外，抵御风寒的侵袭。《素问·四气调神大论》说："冬三月，此谓闭藏，水冰地坼，无扰乎阳，早卧晚起，必待日光，使志若伏若匿，若有私意，若已有得，去寒就温，无泄皮肤，使气亟夺，此冬气之应，养藏之道也。"此时，是一年中最冷的季节，人们应早睡晚起。早睡以养阳气，晚起以养阴气，以待日光，不轻易扰动阳气，不妄事操劳，使神志深藏于内，安静自如。应防寒保暖，使阴精闭藏而不外泄，鼓励患者常晒太阳取暖，不要使皮肤腠理开泄而耗伤阳气。对阴虚精亏患者，可借此季节以食物或药物来填补阴精，使阴精积蓄。

二、环境适宜避外邪

外感病邪包括风、寒、暑、湿、燥、火六种，即六淫。六淫致病多与季节气候、居处环境有关。所以，护理工作者应主动掌握四时气候变化的规律，做到春防风，夏防暑，长夏防湿，秋防燥，冬防寒，为患者创造良好的治疗及护理环境。

1.病室安排 病室安排应根据病证性质不同而定。如寒证、阳虚证者，多畏寒怕风，宜安置在向阳温暖的病室内，使患者感到舒适；热证、阴虚证者，多有恶热喜凉之求，可安置在背阴凉爽病室内，使患者感到凉爽、舒适、心静，利于养病。

2.病室环境 安静的环境有助于患者休养。噪声的刺激常使患者心烦意乱，尤其是心气虚患者，常因突然的声响而心悸不已。护理人员应设法消除嘈杂之声（以不超过 40～60分贝为宜）。病室内常有各种排泄物等秽浊之气，会影响患者食欲和休息。因此，要经常通风换气，保持室内空气新鲜，通风要根据四时气候和病证不同而异，切忌对流风。

3.病室的温、湿度要适宜 普通病室温度以 18℃～22℃为宜，阴虚证、热证患者以16℃～20℃为宜，老年病房、新生儿病房、阳虚证、寒证患者以 20℃～26℃为宜。湿度在50%～60%为宜，但应根据气候和不同证型进行调整。如湿盛患者，湿度宜低；燥证患者，湿度可略高些。阴虚者多热而偏燥，湿度宜高；阳虚患者多寒而偏湿，湿度宜低。

4. 光线适宜　一般病室内要求阳光充足，使患者感到舒适愉快。但不宜让日光直射患者面部。不同病证对光线要求也不一样。如热证、阳亢患者，神经衰弱者等光线宜偏暗；痉证、癫狂证者，强光可诱发痉厥，应用暗窗帘遮挡。

三、起居有常适劳逸

祖国医学历来十分重视生活起居护理。认为起居有常、动静结合有利于疾病的痊愈。唐代医家孙思邈在《备急千金要方》中指出："卧起有四时之早晚，兴居有至和之常例。""行不疾步，耳不极听，目不久视，坐不久处，立不至疲，卧不至懵。"唐代王焘亦指出："凡虚劳之病，坐卧居处，不宜伤冷，亦不得过热。冷甚则药气难通，……热甚则血脉壅塞，头眩目疼。舌干口燥，……若复衣伤厚，即眠卧盗汗，若复衣过薄，即心腹胀满。"住院患者的作息起居，应根据不同季节进行适当调整。如夏季天气炎热，昼长夜短，应适当延长午休时间。冬季天气寒冷，昼短夜长，应早睡晚起。每日患者睡眠时间应适当，若睡眠时间过长，会使人精神倦怠，气血郁滞；若睡眠不足，亦会耗伤阴血。要督促轻证患者多下床活动，按时午睡，晚间按时就寝，以保证充足的睡眠。急性病和危重病患者需适当静心休养，以培养正气，有利于脏腑功能的恢复。劳逸适度，是指在病情允许的情况下，凡能下床活动的患者都要保持适度的活动。《备急千金要方·养性》指出："养性之道，常欲小劳，但莫大疲及强所不能堪耳。"是说应经常参加适当的劳作及运动，不过于疲劳，不勉强做自己力所不能及的剧烈运动。适度的活动能促使气血流畅，筋骨坚实，提神爽志，增强体质，提高抗御外邪能力。

第三节　情 志 护 理

情志护理是以中医基础理论为指导，以良好的护患关系为桥梁，应用科学的护理方法，改善和消除患者不良的情绪状态，从而达到预防和治疗疾病目的的一种方法。

祖国医学很重视人的精神活动和情绪变化，这些因素在《素问·阴阳应象大论》中被归纳为五志。以后人们又把五志衍化为七情，即喜、怒、忧、思、悲、恐、惊。在正常情况下，七情仅是精神活动的外在表现，并不成为致病因素，但是如果长期过度的精神刺激，则可以引起人体的阴阳失调、气血紊乱、经络脏腑功能失常而发生疾病，同时人的精神状态对疾病的发展和变化也有很大的影响。因此，作为护士，应设法消除患者的紧张、恐惧、忧虑、愤怒等不良情志因素刺激，帮助患者树立战胜疾病的信心，提高治疗效果。

一、情志护理的原则

（一）诚挚体贴

患者的情绪状态和行为不同于常人，常常会产生各种心理反应，如依赖性增强，猜疑心加重，主观感觉异常，情绪容易波动，出现焦虑、恐惧等情绪。此时，就迫切需要医护人员给予关怀和温暖，设身处地为患者着想。孙思邈在《备急千金要方》的"大医精诚篇"中指出："凡大医治病，必先定神安志，无欲无求，先发大慈恻隐之心，誓愿普救含灵之苦"。护理工作者应事事处处体谅患者的心情，"见彼苦恼，若己有之"，以仁慈之心爱护患者，以济世救人作为自己的行为准则。

（二）一视同仁

患者在医护人员面前，只有疾病的轻重缓急之分，没有贫富贵贱之别。治病不分贫富贵贱和职位高低，不分年龄大小和性别差异，长相美丑，都一视同仁，给予精心治疗和护理。

（三）因人施护

《灵枢·寿夭刚柔》指出："人之生也，有刚有柔，有弱有强，有短有长，有阴有阳。"患者的年龄、性别、体质、生活习惯、经济条件、文化程度、阅历、信仰以及情感、意志、需要、兴趣、能力、性格和气质不同，加之疾病的性质和病程长短各异，他们的心理状态势必各不相同。

1. 体质差异　《灵枢·通天论》认为人们的体质有阴阳之禀赋不同，对情志刺激反应也各不相同，"太阴之人，多阴无阳"，精神易抑郁；"少阴之人，多阴少阳"，多忧愁悲伤，郁郁寡欢；"太阳之人，多阳无阴"，情感易爆发；"少阳之人，多阳而少阴"，爱慕虚荣，自尊心强。《灵枢·行针》亦指出："多阳者多喜，多阴者多怒。"

2. 性格差异　一般而言，性格开朗乐观之人，心胸宽广，遇事心气平静而自安，故不易为病；性格抑郁之人，心胸狭窄，感情脆弱，情绪易波动，易酿成疾患。这种差异，与人的意志的勇怯密切相关。《素问·经脉别论》指出："当是之时，勇者气行则已，怯者则著而为病也。"

3. 年龄差异　儿童脏腑娇嫩，气血未充，中枢神经系统发育不完善，多易为惊、恐致病；成年人，气血方刚，又处于各种复杂的环境中，多易为怒、思致病；老年人，常有孤独感，多易为忧郁、悲伤、思虑致病。

4. 性别差异　男性属阳，以气为主，感情粗犷，刚强豪放，较易因狂喜、大怒而致病；女性属阴，以血为先，感情细腻而脆弱，一般比男性更易因情志为患，多因忧郁、悲哀而致病。所以，《外台秘要》说："女属阴，得气多郁。"

因此，医护人员必须认真了解患者的个性特征，因人而异，有的放矢，对不同的患者，采用不同的情志护理方法。

二、情志护理的方法

情志变化可以直接影响人体的生理功能。《素问·汤液醪醴论》指出："精神不进，志意不治，故病不可愈"。因此，加强情志护理，对疾病的康复有重要的意义。情志护理的方法有多种，可根据患者情况选择合适的方法，以便取得较好的效果。

（一）说理开导法

说理开导法指通过正面的说理，使患者认识到情志对人体健康的影响，从而使患者能自觉地调和情志，积极配合治疗，使机体早日康复。

说理开导的方法要针对患者不同的症结，做到有的放矢，动之以情，晓之以理，喻之以例，明之以法，从而达到改变患者身心状态的目的。《灵枢·师传》指出："人之情，莫不恶死而乐生，告之以其败，语之以其善，导之以其所便，开之以其所苦，虽有无道之人，恶有不听者乎？"此为说理开导的起源。其含义是：第一，"告之以其败"，是向患者指出疾病的性质、原因、危害，病情的轻重，引起患者对疾病的注意，使患者认真对待疾病，既不轻视，也不畏惧恐慌。第二，"语之以其善"，告知患者只要与医护人员配合，及时治疗，是可以恢复健康的。第三，"导之以其所便"，告诉患者调养和治疗的具体措施。第四，"告之以其所苦"，指帮助患者解除消极的心理状态，放下思想包袱，克服内心的苦闷、焦虑、恐惧等不良情绪。

（二）释疑解惑法

释疑解惑法是指根据患者存在的心理疑虑，通过一定的方法，解除患者对事物的误解、疑惑，去掉思想包袱，增强战胜疾病的信心。心存疑惑是患者较普遍的心理现象，特别是性格抑郁、沉默寡言的患者更为突出。尤其是久病不愈之人，往往由于"久病知医"，而又一知半解，就小病疑大，或轻病疑重，甚至听癌色变，以致精神紧张，忧心忡忡，到处寻求名医，要求做各种检查，对医生的诊断提出各种疑问，最终疑虑成疾。对于此类患者，护士应向患者介绍与疾病有关的医学知识，为其阐明真相，剖析病因，消除误解，才能破疑释惑。对严重的疑心病，甚至可以用假解释的方法，巧妙地让其信以为真。《古今医案按》中曾记载这样一案："一君在烟家过饮，醉甚，夜宿花轩，夜半酒渴，欲水不得。遂口吸石槽水碗许。天明视之，槽中俱是小红虫，心陡然而惊，郁郁不散，心中如有蛆物，胃脘便觉闭塞。日想月疑，渐成瘘膈，遍医不愈，吴球往视之，知其病生于疑也，用结线红色者分开，剪断如蛆状，用巴豆二粒，同饭捣乱，入红线丸数十丸，令病人暗室内服之，又于宿盆内放水。须臾欲泻。令病人坐盆，泻出前物，汤中如蛆。然后开窗令亲视之，其病从此解，调理半月而愈。"这是运用释疑解惑法的典型例证。

（三）移情易性法

又称转移法，指通过一定的方法和措施转移或改变患者的情绪和注意力，以解脱不良情绪的方法。有些人患病后，往往将注意力集中在疾病上面，怕病情恶化，怕不易治愈，怕因病影响工作、学习和生活，陷入苦闷、烦恼和忧郁之中，甚至紧张、恐惧，不利于疾病的康复。在这种情况下，应分散患者对疾病的注意力，使其思想焦点转移他处。移情的方法很多，应用时应根据不同患者的心理特点、局部环境和条件等，采取不同的措施。主要包括：

琴棋书画移情法：《北史·崔光传》说："取乐琴书，颐养神性。"《理瀹骈文》又说："七情之病者，看书解闷，听曲消愁，有胜于服药者矣。"患者可根据自己的兴趣和爱好，从事自己喜欢的活动，如书法、绘画、下棋、听琴等，用这种方法排解愁绪，寄托情怀，舒畅气机，怡养心神。

运动移情法：当精神苦闷、心情不快时，应到郊外旷野锻炼或消遣，陶醉在蓝天白云、鸟语花香的大自然环境中，舒畅情怀，忘却烦恼。在情绪激动易怒时，最好的方法是参加体育锻炼，如打球、散步、打太极拳等，或参加适当的体力劳动，以缓解或消除精神的紧张。

升华超脱法：指用顽强的意志战胜不良情绪的干扰，用理智战胜情感，全身心地投入到事业中去。如西汉司马迁因替李陵辩解，获罪下狱，惨受腐刑。司马迁为摆脱其不幸遭遇所带来的痛苦心境，以坚韧不屈的精神，全力投入《史记》的撰写之中，以调整和缓解心理矛盾，把心身创伤等不良刺激变为奋发动力。

（四）发泄解郁法

郁即郁结，主要指忧郁、悲伤等使人不愉快的消极情绪；发泄即宣泄。发泄解郁法是指通过发泄、哭诉等方式，将忧郁、悲伤等不良情绪宣泄出来，达到释情开怀、身心舒畅目的。古人云："神者，伸也，人神好伸而恶郁，郁则伤神，为害非浅。""郁则发之。"患者只有将内心的郁闷吐露出来，郁结之气机才得以舒畅。故要积极鼓励、引导患者将郁闷的情绪诉说或发泄出来，以化郁为畅，疏泄情志。此外，哭诉宣泄也是化解悲郁的方法之一。对于确有悲郁之情的患者，不要压抑其感情，应允许甚至引导其向医护人员哭诉苦衷，借此使其悲郁之情得以发泄而舒展，使气机调畅。但哭泣不应过久、过重，以免伤身。

（五）以情胜情法

又称情志制约法，指以一种情志抑制另一种情志，以淡化或消除不良情绪，保持良好的精神状态的一种方法。《素问·阴阳应象大论》指出："怒伤肝、悲胜怒"、"喜伤心、恐胜喜"、"思伤脾、怒胜思"、"忧伤肺、喜胜忧"、"恐伤肾、思胜恐"。朱丹溪进一步提出："怒伤，以忧胜之，以恐解之；喜伤，以恐胜之，以怒解之；忧伤，以喜胜之，以思解之；思伤，以怒胜之，以喜解之；恐伤，以思胜之，以忧解之；惊伤，以忧胜之，以恐解之；悲伤，以恐胜之，以怒解之"。以情胜情法是根据情志及五脏间存在的阴阳五行生克原理，用相互制约、相互克制的情志来转移和干扰原来对机体有害的情志，借以达到协调情志的目的。上述五行模式的以情相胜法，是中医学独特的情志治疗护理方法，历代医家广为运用，如历史上文挚疗王侯之疾，华佗治郡守之病，均为激怒疗法之验案。根据喜胜悲忧的道理，对于悲伤、忧愁过度的患者，不妨让其多听听相声，或适当讲个笑话，以调节病人的情绪。在使用以情制情法时，要在患者有所准备时，再进行正式的情志护理，并且还要掌握患者对情志刺激的敏感程度，以便选择适当方法，避免太过。

（六）暗示疗法

暗示疗法指医护人员运用语言、情绪、行为、举止等给患者以暗示，从而使患者解除精神负担，相信疾病可以治愈，增强战胜疾病信心的治疗及护理方法。临床上有部分患者，对疾病失去治疗信心，形成顽固的偏见，正面说理开导不易接受，此时可通过某种场合、某种情景或施以针灸、药物等方法，暗示其病因已解除，从而达到治疗目的。暗示作用不仅影响人的心理状态，且能影响人体的生理功能。三国演义有"望梅止渴"的故事，即是暗示疗法的例证。暗示与说理不同，它是通过言语使患者不经逻辑的思维和判断，直接地接受医护人员灌输给自己的观念，其作用在于情绪方面，而说理的作用在于理智方面。在进行暗示护理时，应注意以下几方面内容：第一，不同患者的暗示效果是不相同的，这与患者的个性心理特点及高级神经活动特点密切相关，也与年龄有关。第二，实施暗示前要取得患者充分的信任与合作。第三，每一次暗示过程应尽量取得成功。如不成功，则会动摇患者的信心，影响患者对施治者的信任，如果再做第二次治疗，就难以奏效。

（七）顺情从欲法

顺情从欲法是指顺从患者的意志、意愿、情绪，满足其心身的需要，以解除患者心理病因的一种情志护理方法。主要适用于由情志意愿不遂所引起的心身疾病。应尽力满足患者之所求，如满足患者需要舒适、清洁的环境，合理的营养，有效的诊疗，耐心的解释，适当的信息等。为患者提供支持系统，积极争取患者的家属、亲朋好友、同事及社会相关组织的支持和帮助。引导家属在患者面前保持良好的情绪，多理解体贴患者，在生活上给予关怀和照顾。为患者讲述有关医学科学知识，进行有效的健康教育，对新入院的患者应热情接待，介绍医护人员、环境及其有关制度，满足患者的基本需要。

三、预防七情致病的方法

要预防七情致病，必须保持情绪乐观，心境平和，避免七情过极。

（一）保持乐观情绪

乐观的情绪可使营卫流通，气血和畅，生机旺盛，从而身心健康。《证治百问》指出："人之性情最喜畅快，形神最宜焕发，如此刻刻有长春之性，时时有长生之情，不惟却病，可以永年。"说明只有保持健康、乐观的人生态度，才能远离疾病，达到延年益寿的目的。要想保持乐观的情绪，首先要培养开朗的性格，心胸宽广，精神才能愉快。其次要善于化解烦恼和忧愁，把心理的郁闷宣泄出来，保持良好的心态。

（二）避免七情过极

七情即喜、怒、忧、思、悲、恐、惊七种情志变化，是人体对客观事物的不同反映，在正常情况下，不会使人致病。只有突然、强烈或长期持久的情志刺激，超过了人体本身的正常生理活动范围，使人体气机紊乱，脏腑气血功能失调，才会导致疾病的发生。情志过极是造成内伤病的主要致病因素之一，因此，应注意调和情志，避免七情太过，以预防七情致病。

第四节 饮食护理

饮食护理是在中医基础理论指导下，根据患者病情需要，给予适宜的饮食，达到治疗疾病或防病健身的一种方法。饮食是维持人体生命活动不可缺少的物质基础，是人体脏腑、四肢百骸得以濡养的源泉，是气血津液化生之源。饮食调理，是中医治疗学的一大特色，合理的饮食有利于疾病的康复，尤其在慢性疾病和重病的恢复期，合理运用饮食调护，能达到事半功倍之效。

一、饮食的性味与功效

食物同药物一样，具有寒、热、温、凉之性，辛、甘、酸、苦、咸之味，在选择食物时，必须根据患者的体质、疾病的性质不同，选择不同性味的食物进行配膳，做到寒热相宜，五味调和，有益健康。

（一）清补类食物

一般均具有寒凉性质，如鸭、鹅、龟、蚌肉、鸡蛋、鸭蛋、豆腐、粳米、高粱米、陈仓米、小米、大麦、薏苡仁、绿豆、赤小豆、各种豆芽、梨、甘蔗、莲子、海带、菠菜、白菜、冰糖等。这类食物，常用于热性病证的调护，具有清补功效。

（二）温补类食物

一般具有温热性质，如羊肉、狗肉、鸡、鸽、鲤鱼、鲫鱼、糯米、黄米、小麦、桂圆肉、锅巴、荔枝、花生、胡萝卜、茄子、红糖等。这类食物，常用于寒性病证的调护，具有温中、补阳、散寒等功效。

（三）平补类食物

所谓"平"，是指这类食物既没有寒之偏性，也没有热之偏性，其性质较平和，如：牛奶、猪肉、黑鱼、蚕蛹、蚕豆、扁豆、芝麻、山药、香菇、黄花菜、黑木耳、竹笋等。这类平补食物常用于各种疾病的恢复期，具有补益、和中等功效，一般人也可食用。

（四）辛散类食物

一般具有辛温或辛热的性味，如生姜、干姜、葱白、香菜、大蒜、葱、花椒、淡豆豉、茴香、苏叶、薤白、桂枝、白酒等食物。可用于各种阴寒之证，具有发散、行气之功效。如脾胃虚寒之腹痛、泄泻等症，可用葱、韭、姜、蒜、辣椒等辛热之品，以达健脾通阳温中之效。如风寒感冒之发热、流清涕、头痛等症，可用生姜、葱白、香菜，以解表散寒。

（五）清热类食物

一般具有苦寒、甘寒性味，如苦瓜、冬瓜、西瓜、梨、萝卜、芹菜、绿茶、葫芦、荸荠、莴苣等。常用于实热证的调护，具有清热、泻火、解毒等功效。如常吃苦瓜，对热病中暑、目赤、疮疡肿毒等症极为有利；芹菜、绿茶适用于肝阳上亢引起的眩晕等症。

二、饮食的种类

食物的种类很多，用于调补的食物主要有汤羹、饮料、膏滋、糖果、粥食、散剂、菜肴、米面等。

（一）汤羹类

以水和食物一同煎煮或蒸、炖而成。可根据食物的滋味、性能加入适当的佐料。汤羹有汤和羹之分，汤是其中较稀薄者，羹是其中较稠厚者。汤羹主要有补益滋养或清润功能，如山药羊肉汤能补益脾肾，鲤鱼枣汤能补脾养血，冬葵鸡蛋汤能清热润燥，银耳羹能滋养肺胃之阴。

（二）粥食类

一般以粳米、糯米、粟米、玉米、大麦、小麦等富含淀粉的粮食和某些果实、蔬菜或肉类，一同加水煮成，为半流质食品。若加入的食物有渣不宜同煮，可先煎熬取汁或绞取汁液，再与粮食同煮。粥食可加糖或盐等调味。粥因加用的原料多样，所以其配方有补、泻和温热、寒凉等多种不同的功效，如薏苡仁粥、羊肉粥、地黄粥、茴香粥、芹菜粥、荷叶粥等。粥食有广泛的适用范围，许多疾病，不论虚实、寒热，大都可以找到相应的粥类配方。它是食疗应用较多的一个类型。

（三）米饭、面食类

包括以粳米、糯米、小麦、豆类等富含淀粉的食物为主要原料，加入其他食物或药物而制成的各种米饭、糕点、小吃等。此类花样品种较多，有蒸食的米饭、粽子、包子，煮食的面条、粉丝、汤圆等。

（四）糖果类

以白糖、冰糖或红糖、饴糖等作为主要原料，加水熬炼成半固体状，再掺入其他食物或药物的汁液浸膏或粗粉，搅拌均匀后，继续熬至挑起呈丝状而不粘手为止，将糖倒在平滑的容器上，待稍冷时用刀分割成块状，供嚼食或噙含，如梨膏糖、薄荷糖、芝麻糖、胡桃糖等。

（五）膏滋类

又称煎膏。一般选取滋养补益性食物加水煎煮，取汁液浓缩至一定稠度，然后加入炼制过的蜂蜜或白糖、冰糖，再浓缩至呈半固体状。临用时以沸水化服。主要有滋养补虚、润燥生津、润肺止咳等功效，如桑椹膏、川贝雪梨膏。

（六）散剂类

是将食物晒干或烘干、炒干，研磨而成的细粉末。所用食物多为富含淀粉、蛋白质的谷物、干果，亦可加入适宜的药物。用时以沸水调匀食用，或以温开水、米汤送下。

（七）菜肴类

是具有食疗作用的荤素菜肴的总称。种类繁多，从其调制加工方法来看，有炙、蒸、煎、烩、炒、烧、煮、炸、爆、炖、溜、渍、腌等多种。菜肴类一般都要加入调味佐料，由于所用食物和菜肴品种不同，因而作用也各不相同。

（八）饮料类

古代常用的饮料类除汤饮外，还有酒浆、乳、茶、露、汁等。酒剂是将某些食物或药物加酒浸泡过滤后制成，如《食鉴本草》中的猪肾酒；乳品则常用人乳、牛、羊、马等动物乳以及酥酪等乳类制品；茶类为单独用茶叶或与某些食物、药物混合制成，如《饮膳正要》中的枸杞茶，现代所制减肥茶、降压茶等皆属此类；若将菜果草木花叶诸含水之物，取其鲜品，蒸馏得水，则为露；汁则是新鲜多汁的植物果实、茎叶或块根，捣烂绞取汁液或压榨取汁制成。

三、饮食调护的原则

食物有气味之偏，病有阴阳之偏盛，故饮食调护必须遵循以下原则：

（一）"三因"制宜，灵活选食

"三因"制宜，即因时、因地、因人不同而采用适宜患者需要的饮食，达到治病防病的目的。因为时有春、夏、秋、冬四季之不同；地有东、南、西、北之分；人有胖、瘦、盛、弱之别，所以饮食也应因时、因地、因人制宜。

1. 因时制宜 春季宜食用辛凉疏散的食物；夏季气候炎热，阳热偏盛，应多食寒凉、滋润属性的食物，如绿豆、苦瓜；秋季宜食用平补或温补食物，以散寒扶正；冬季气候寒冷，阴寒偏盛，应多食温热属性的食物，如羊肉、狗肉等。

2. 因地制宜 东南地区气温偏高，湿气重，宜食清淡、渗湿食物；西北地区气温偏低，燥气盛，宜食温热、生津、润燥食物。如成都、重庆等地由于湿气较重，人们多食辣椒、花椒以除湿。

3. 因人制宜 儿童身体娇嫩，宜用性平、易消化食物。老年人气血、阴阳虚弱，宜进补气助阳或养血滋阴之品。体质偏寒者，宜食热性食物；体质偏热者，宜食凉性食物，忌热性食物以及辛辣烟酒等；体质过敏的人，不宜吃海鲜腥发之物。总之，食物的寒热属性和配伍，与患者个体情况相宜才有益于健康，否则容易诱发疾病。

（二）审证求因，协调配食

疾病的原因错综复杂，要做到合理调配饮食，必须审证求因。如便秘一证，因有气虚、津亏、燥实之不同，其治疗应有补气、生津、泻下之异，食疗处方也不尽相同，如气虚便秘宜用胡桃粥，津亏便秘宜用鸭梨粥，燥实便秘宜用牵牛子粥等。只有审证求因，协调配食，才能达到护病求本的目的。

四、饮食调护的基本要求

孙思邈在《备急千金要方·食治》中指出："不知食宜者，不足以存生也。"说明恰当饮食对保持健康有十分重要的意义，饮食调护的基本要求如下：

（一）饮食宜有节

《灵枢·五味》篇说："谷不入，半日则气衰，一日则气少矣。"饮食应以适量为宜，饥饱失常均可发生疾病。过饥则摄食不足，气血生化之源缺乏，久之则气血衰少而为病，气血不足则正气虚弱，抵抗力降低，也易引发其他病证。反之，过饱则饮食摄入过量，超过脾胃的消化、吸收能力，可致脾胃损伤、消化不良等症。《素问·痹论》说："饮食自倍，肠胃乃伤。"因而饮食有节，定时定量，使脾胃运化功能处于常态，是保证身体健康的基本条件。

（二）饮食宜随和

食物有四气五味，各有归经，可影响和调节脏腑阴阳。人体营养来源于各类食物，所需的营养成分亦多种多样。若对饮食有所偏嗜或偏废，体内各种营养成分比例失调，则容易发生疾病。如过食肥甘厚味可助湿生痰、化热，或生痈疡等病；偏食辛辣，可使胃肠积热，上则口腔破溃，牙龈出血，下则大便干燥或成痔疾。

（三）饮食宜卫生

《金匮要略·禽兽鱼虫禁忌并治第二十四》指出："秽饭馁肉臭鱼，食之皆伤人。"饮食不洁或食有毒食物，可引起胃肠道疾病和食物中毒，导致腹痛、吐泻，甚至严重中毒，危及生命。因此，必须注意饮食卫生。

（四）饮食宜清淡

清淡饮食，一般指以五谷杂粮为主食，以豆类、蔬菜、瘦肉、少量植物油及动物脂肪为副食的膳食。动物性食品是人体蛋白质和脂肪的主要来源，但也不是摄入越多越好。《素问·生气通天论》说："高粱之变，足生大丁。"说明肥甘厚味易引起痈疽疮疡等疾病。古代医家还特别强调饮食不宜过咸，应少吃盐。《备急千金要方》指出："咸则伤筋，酢则伤骨，故每学淡食。"现代医学证实，过多摄入食盐，易致高血压；过多摄入脂肪，会使血脂增高，容易导致动脉粥样硬化等疾病。

此外，饮食五味要适当调配，以满足人体对各种营养素的需要。《素问·脏气法时论》

说："五谷为养，五果为助，五畜为益，五菜为充"，体现了全面均衡营养和食物多样化原则。

（五）合理烹制

合理的烹调方法，能防止食物中营养成分的损失，增强食欲，有利于胃肠道的吸收。蔬菜含丰富的维生素、无机盐和其他营养素，不同的烧煮加工方法，其营养价值也往往不同。一般来说，蔬菜应先洗后切，立即烹调，防止水溶性维生素的流失。蔬菜炒熟后应立即食用，如果烹调后搁置一段时间，营养素的丢失会随之加大。做菜最好的方法是急火快炒，可以减少营养素的破坏。煮菜时间不要太久，煮菜时应加锅盖，防止维生素丢失。由于维生素C、B等易溶于水，煮菜时部分营养素会转入菜汁中，因此要菜和汤一齐吃。炒菜或做汤，可加适量的淀粉，对维生素C有保护作用，并能调味。能够生吃的果菜在洗净后可以直接食用，如西红柿、黄瓜、西芹、香菜等。动物性食物，应烧熟煮烂，以利消化吸收。煮肉时，适当放少许食醋，则易于煮烂；炒肉时可先用淀粉或酱油拌一下，这样既保护维生素、蛋白质，而且肉质鲜嫩可口。炊具的使用，以铁锅炒菜效果最好，维生素损失较少，还可补充铁质。

五、饮食宜忌

（一）饮食与药物

食物和药物都有四气五味之性，故在临床功效主治上亦有协同和相悖的不同。协同者有加强治疗作用，如赤小豆配鲤鱼可增强利水作用；黄芪加薏米可加强渗湿利水的作用；鱼、蟹加苏叶可解毒去腥等。相悖相克者可削弱药物的疗效，如人参忌萝卜；服地黄、首乌忌葱蒜；茯苓忌醋；甘草、黄连、桔梗、乌梅忌猪肉；白术忌桃、李、大蒜；蜂蜜忌葱、黄连、桔梗；使君子忌茶等。一般在服药期间，凡属生冷、油腻、腥臭及不易消化、刺激性食物，均应避免为宜。

（二）饮食与疾病

食物有四性五味，疾病有寒热虚实、阴阳表里之别，故一定要根据患者的病证类型来选择不同属性的食物，以达"虚则补之"、"实则泻之"、"寒者热之"、"热者寒之"的配合治疗目的。例如：寒证应忌生冷瓜果等凉性食物，宜食温性、暖性食物；热证应忌辛辣等热性食物，宜食凉性食物；阳虚者忌寒凉，宜温补类食物；阴虚者忌温热，宜淡薄滋润类食物。又如水肿病忌食盐；黄疸、泄泻忌油腻；疮疖肿毒、皮肤瘙痒忌鱼虾蟹；消渴病忌食糖；痰湿之证忌肥甘之品等。临床要注意患者脾胃功能，如脾胃受纳运化能力较弱，不能强迫多食；病后为胃气初复，应节制饮食，逐渐加量，以防食复。

（三）临床常见病证的饮食宜忌

1. 外感热证　宜食清淡食物，如面条、米粥、新鲜蔬菜水果等。高热伤津，可饮梨汁、藕汁、鲜芦根汁或西瓜汁。忌食油腻、煎炸、辛辣之品，以防伤阴动火，损伤脾胃。

2. 高血压、冠心病　宜食清淡低盐、富含维生素 B、C 及豆制品类食物。油脂以植物油如玉米油、豆油为宜。山楂、洋葱、大蒜有降脂作用，芹菜有降压作用，可以经常食用，应少食细粮、甜食、肉类，饮食勿过饱。忌食高脂肪、高胆固醇食物，忌烟酒。

3. 脾胃病　宜食易消化、富有营养食物，以定时、定量、不偏食为原则，而各种胃病饮食又有所不同，急性胃炎发作期必须禁食或予流食；慢性胃炎宜予易消化，富含维生素食物；胃酸缺乏者可吃些醋制食品；胃下垂患者需食易消化而高营养食品，量不宜多；十二指肠溃疡患者则要少食多餐，忌食辛辣、香燥、煎炸之品及寒冷硬固食物。

4. 肠道病　宜食少渣、少纤维、少油脂、易消化食物，并少食多餐，逐步加量。慢性肠炎、菌痢患者可多吃大蒜、马齿苋。忌食生冷、荤腥、辛辣刺激食物。

5. 水肿病　宜食低盐、高蛋白饮食，适当选择鱼、瘦肉、蛋类、豆类、新鲜蔬菜和水果，如冬瓜、西瓜、赤小豆。若有氮质血症或尿毒症者，应限制蛋白入量。忌食油腻、辛辣刺激食物，忌烟酒。

6. 疮疡皮肤病　宜食清淡饮食，多食蔬菜水果及富含维生素食物。忌鱼虾、蟹、猪头肉等食物。

7. 肝病　宜食乳类、蛋类、鱼类及瘦肉，适当摄入食糖、葡萄糖、蜂蜜等食物，多食蔬菜及维生素 B、C，肝性脑病应限制蛋白及盐的摄入。忌食辣椒、酒类刺激性食物，以及黄豆、土豆、白薯等易胀气食物。

8. 糖尿病（消渴）　应根据病情、体重、体力活动情况制定出一套合理的食谱，蛋白、脂肪、糖有适当的比例。患者应按规定量进食。有饥饿感者可食蔬菜、瘦肉，或略加豆制品。

9. 老年便秘和腹泻　便秘患者宜食纤维素多的食物，如韭菜、芹菜、卷心菜、竹笋、粗粮及水果等，并多喝水，以刺激肠蠕动，促进排便。腹泻患者宜食易消化的食物及少渣饮食，少食纤维素多的食物。

六、饮食的辅助治疗作用

有降脂、降压、防止血管硬化作用的食物：如海藻、紫菜、山楂、黑木耳、香菇、大蒜、洋葱、茶叶、荷叶、莲心、芹菜、海蜇、蜂蜜等。

有解毒作用的食物：生姜、醋可解鱼蟹之毒；茶叶、白扁豆可解药物毒；山羊血、空心菜可解蕈类中毒；绿豆、蜂蜜解百毒。

有降糖止渴作用的食物：如猪胰、马乳、山药、豇豆、豌豆、茭白、苦瓜、洋葱、黄鳝。

有清热解毒作用的食物：如西瓜、冬瓜、黄瓜、苦瓜、绿豆等。

有祛湿利水作用的食物：如西瓜皮、冬瓜皮、茯苓、绿豆、赤小豆、玉米须、葫芦、鲤鱼、鲫鱼等。

有强健脾胃作用的食物：如生姜、乌梅、鸡内金、麦芽、陈皮、花椒、茴香、葱、蒜、醋、山楂等。

有清咽利喉作用的食物：如青果、乌梅、苦瓜、凉薯等。

有润肠通便作用的食物：如核桃仁、芝麻、松子、柏子仁、香蕉、蜂蜜等。

有镇咳祛痰作用的食物：如白果、杏仁、橘、梨、冰糖、萝卜等。

有止血作用的食物：如花生内衣、黄花菜、木耳、莲蓬、藕节炭、丝瓜络炭、乌贼骨等。

有补益作用的食物：如饴糖、大枣、花生、莲子、山药等可补脾胃；桂圆、红枣、桑椹、荔枝等可补血；鱼肚、甲鱼、木耳等可补阴；羊肉、乌龟肉、胡桃、海参、虾等可补阳；动物肝脏能补肝明目。

有透疹作用的食物：如香菇、芫荽、胡萝卜、荸荠、黄花鱼、鲜鲫鱼、鲜虾等。

有止泻作用的食物：如大蒜、马齿苋可用于热性泄泻；焦山楂、焦麦芽、焦谷芽、炒陈皮等用于伤食泻；薏仁、莲子、炒山药等用于脾虚泄泻。

有驱虫作用的食物：如槟榔、使君子、乌梅、大蒜、南瓜子等。

有催乳作用的食物：如鲫鱼、猪蹄、鱼头、生南瓜子等。

有预防感冒作用的食物：如醋、大蒜、葱、生姜、淡豆豉、白菜头等。

第五节　病证后期护理

病证后期是指正气渐复，邪气已衰，脏腑功能逐渐恢复，疾病好转，已趋于痊愈的时期。在这个时期应注意合理的调养和护理，以使病邪彻底清除，脏腑功能完全恢复。若调护不当，可使病邪又在体内复燃，脏腑功能失常，而使疾病复发。因此，在病证后期应适当进行体育锻炼，劳逸适度；顺应四时气候变化，做好气象护理；合理调配饮食；调畅情志，防止五志过极。

一、防止因风邪复病

风邪，泛指六淫之邪。凡大病初愈之人，往往正气不足，卫外亦必然薄弱，故常易因外感六淫之邪而引起疾病复发。

（一）扶正助卫

人体卫气布于体表，是抵御六淫之邪侵入的主要力量。如果卫气充盛，则外邪难以侵入。因卫气根于下焦，为中焦水谷之气所补充，所以调节饮食，加强营养，补益脾肾是扶正助卫的必要措施。此外还可利用自然调护，常以日光晒浴背部或全身，可通过皮肤与外界空气经常接触，使卫气得到锻炼，卫外开合功能更为灵敏。

（二）谨避风邪

患者疾病初愈，真元尚虚，气血未充，卫外功能低下，应注意防止虚邪贼风的侵袭。在季节转换之际及气候突变之时，要随时增减衣被；冬季预防感冒，居室要定时开窗通气，保持空气新鲜，在感冒流行时可服药预防；夏季注意防暑，居室内温度要设法降低，使用避暑药预防中暑；春秋季注意预防传染病等。对昼夜晨昏的阴阳变化，应注意适应，如冬季昼暖夜寒，应加盖被毯；夏季虽然暑热，但夜间仍比白天气温低，不可贪图凉爽袒胸露腹而受凉；有些疾病病情往往昼轻夜重，更应注意加强夜间病情观察和护理。居室应保持适当温度、湿度，保持清洁卫生。

二、防止因食复病

食复指大病初愈，脾胃尚虚，因饮食不当，而导致疾病复发者。脾胃为仓廪之本，是后天消化水谷，补充气血营养的源泉。对病后初愈患者的饮食调养，具有重要的意义。《瘟疫论》指出："若夫大病之后，客邪新去，胃口方开，几微之气，所当接续，多与、早与、迟与皆非所宜，宜先进粥饮，次糊饮，循序渐进，先后勿失其时。"可见合理的饮食调养在病证后期的重要性。

（一）合理施养

久病初愈之际，患者自感胃气已复，饮食有味，为了求得尽快恢复体力，大量增加营养，以为多进营养价值高的食品就可大补元气，实际上这时患者脾胃虚弱，若误食大鱼大肉，难以消化，可导致"食复"。因此，对于病后初愈者之饮食的基本要求是：一是要根据体质的不同、身体恢复的程度、疾病的不同等辨证施养。寒者宜温养，但不宜过燥；热者宜清养，但不宜过寒；虚证者宜补益，但不宜大补。由于病后初愈的人具有阴阳平衡不稳及正虚邪恋的特点，在饮食调补时，应防止偏补太过与因补滞邪。二是予易消化饮食，食物须烂煮去油，务求清淡，且须少量递进，以防胃弱不化，宁可少食，切忌贪多强食。可在保证营养的基础上，多食易消化的清淡食品，如乳制品、豆制品、新鲜蔬菜、水果等。手术后的患者常需增加高蛋白食品，应多选鸡蛋、牛奶、瘦肉、牛肉、鸡、鸭、鱼等。三是注意洁净卫生。患者在病证后期不应忽视饮食卫生，否则，因胃气尚虚，机体抵抗力差，秽浊随饮食而入，不唯无益，反能戕胃害人，招致疾病发生，或变生他病。总之，食物调配应合理，使患者能在病证后期及时得到适当的食补，尽快恢复健康。

（二）注意忌口

病后初愈之患者，由于病邪余焰未熄，故凡能增邪伤正的饮食，皆应注意忌口。如热病瘥后忌温燥辛辣之品，水肿者忌盐，泻痢者忌滋腻添湿之物，瘾疹者忌鱼虾海腥等。又如醇酒增湿助热，诸病愈后，咸不相宜，以免因食复病。

三、防止因劳复病

劳复指大病初愈，因精神疲劳或形体劳倦及房室不节引起疾病复发。

（一）防精神疲劳

经长期疾病折磨，到病证后期，患者容易感到心力交瘁，乏力疲惫，产生急躁、焦虑等不良情绪。因此，应经常与患者交谈，给予健康指导，缓解其精神疲劳。还可调整生活起居，鼓励患者尽量参加户外活动，多呼吸新鲜空气，以"动"济"静"，做到适度的体力劳动和脑力劳动相结合，使其感到身心轻松愉快，促进康复。

（二）防形体劳倦

大病初愈，可因形体劳逸过度而致病复。劳复包括过劳致复和过逸致复两方面：过劳致复，如忙于公私事务，奔波劳累，致"久行伤筋"、"久视伤血"；过逸致复，如有些患者误认为足不出户、卧床休息就可以促进健康，而致"久坐伤肉"、"久卧伤气"，同样不利于健康。一般而言，病后初愈之人应量力而行，进行必要的形体活动，使气血流畅，有助于彻底康复，如散步、打太极拳等，但应以"小劳不倦"为原则。

（三）防房事复病

房复，《伤寒论》称为"阴阳易"。房劳多涉及肾。肾主藏精，大病之后，肾精本亏，再加房劳必令其更虚，则生命之本动摇矣。因此，凡大病初愈后，应分别对患者及其配偶强调在身体完全康复前宜独宿静处，防止房劳导致疾病复发。

四、防止因情复病

情志所伤，可直接影响相应脏腑，使气血失调，脏腑功能紊乱。在病证后期要注意情志的调养，防止五志过极，以免因情复病。

（一）保持心情舒畅

病证后期，由于患者久离家庭及工作岗位，放心不下工作、学习与家庭，急于处理工作及家庭事务，往往出现急躁及忧虑情绪，这些情绪可以影响脏腑功能，而导致病情加重。因此，要帮助患者克服这种急躁心理，注意调畅情志，树立乐观情绪，保持心情舒畅，以利于身心健康的恢复。

（二）避免情绪异常波动

患者在休养期间，如果出现情绪异常波动，可使病情加重，或迅速恶化。例如高血压患者，经过治疗后，情绪稳定，血压逐渐平稳正常，若突然出现情绪波动，如暴怒，可使肝气上冲，血压会突然升高，严重时能导致中风。因此，在病证后期，应指导患者尽量避免来自社会、家庭等方面的不良刺激，以免因五志过极，使脏腑功能失调，加重病情。

五、防止因药复病

疾病瘥后，当缓缓调治，以求彻底康复，不可急于求成。如迭进大补而壅正助邪，或不辨寒热致药证相悖，每常使疾病复发。在病证后期，护理人员不仅要告诉患者及家属掌握用药方法和药物的剂量、服药时间及注意事项、可能出现的副反应，还要告诉患者，不要认为疾病基本痊愈，不用继续服药，或者随意减少服药剂量或次数，这样都会影响疾病彻底痊愈。尤其某些慢性疾病，需要长期服药时，有时会因为不按时服药，而使疗效不能巩固，甚至使疾病出现反复。

总之，病证后期护理，是疾病治疗过程中较重要的阶段。如果调护得当，能促使疾病早日痊愈，并能避免复发；如果调护不当，则能使急性病转为慢性病，迁延不愈。因此，应指导患者及其家属在病证后期做好调护，重视病证后期的休养，使疾病早日彻底痊愈。

第六节　预　防　护　理

预防指采取一定的措施，防止疾病的发生与发展。"预防为主"是我国卫生工作的四大方针之一，护理应与预防相结合以维护人体健康。

《素问·四气调神大论》指出："圣人不治已病治未病，不治已乱治未乱……夫病已成而后药之，乱已成而后治之，譬犹渴而穿井，斗而铸锥，不亦晚乎！"这种"治未病"的预防思想，至今仍有效地指导着中医学的预防、护理和临床实践。

随着现代医学模式的转变和人类疾病谱的变化，以预防为主，提供综合性卫生保健服务是现代医学发展的方向。因此，新时期护理工作的重点应放在预防疾病及维护人群健康上，预防内容包括未病先防和既病防变两个方面。

一、未病先防

未病先防是指在未病之前，采取各种措施，做好预防工作，以防止疾病的发生。疾病的发生，主要关系到邪正两方面，正气不足是疾病发生的内在因素，邪气是发病的外在条件。因此，护理预防工作，应从增强人体正气和防止病邪侵害两方面入手。

（一）养生以增强正气

养生，主要是未病时的一种自身预防保健活动，可扶助人体的正气，从而增强机体的抗病能力。中医学的未病先防理论，不仅仅是被动地对致病邪气的防避，而是通过顾护正气，使"正气存内，邪不可干"，达到扶正抗邪的目的。《素问·上古天真论》所说的"上古之人，其知道者，法于阴阳，和于术数，饮食有节，起居有常，不妄作劳，故能形与神俱，而尽终其天年，度百岁乃去"，即是对养生基本原则的精辟论述。

1. 顺应自然　《灵枢·邪客》说："人与天地相应"，即言人体的生理活动与自然界的变化规律是相适应的。从养生的角度而言，人们应了解和掌握自然界变化规律，主动地采取养生措施以适应其变化，这样才能使各种生理活动与自然界的节律相协调，保持健康，增强正气，避免邪气的侵害，从而预防疾病的发生。主要体现在人与自然环境相应和人与社会环境相应两个方面。

（1）与自然环境相应：人生天地之间，大到宇宙的运动、季节的更换，小到地理环境、居住条件以及昼夜、温度、湿度的变化，都会对人体产生影响。

四时六气：中医学把四季变化概括为春生、夏长、秋收、冬藏，人体功能也与之相适应。如气血功能是春夏阳气发泄，气血易趋于表，秋冬阳气收藏，气血易趋于里等。不同季节，人体受病部位亦不同，如春气病多在头，夏气病多在脏，秋气病多在肩背，冬气病多在四肢；胸痹、咳喘、肺胀等常在秋末冬初气候变更时发病率明显增高，癫狂症易在春秋季复发，温病则更有明显季节性。故在预防疾病时，中医学强调顺春气以养生，顺夏气以养长，顺秋气以养收，顺冬气以养藏，使五脏之气与四时变化相应。另一方面，针对运气太过、不及所出现的不正常的气候变化，应采取预防措施，以避免虚邪贼风，尤其是疫气伤害人体，如春防风、夏防暑、长夏防湿、秋防燥、冬防寒等。

晨昏昼夜：《素问·生气通天论》曰："故阳气者，一日而主外，平旦人气生，日中而阳气隆，日西而阳气已虚，气门乃闭。"《灵枢·顺气一日分为四时》篇云："朝则人气始生，病气衰，故旦慧；日中人气长，长则胜邪，故安；夕则人气始衰，邪气始生，故加；夜半人气入脏，邪气独居于身，故甚也。"人体气血运动随着昼夜的变化而变化，疾病症状亦随之而起伏。故要根据这个生理节律，进行择时调护与养生，方可预防疾病的发生。现代时间生物学的大量研究资料表明：人体错综复杂的生物学变化，都有着较为稳定的日周期或年周期变化节律。如促甲状腺激素的血中峰值出现在清晨4时，肾上腺激素与性激素的分泌在上午8时达到高潮。健康人或冠心病患者的最佳心功能均出现于早上4～6时，人的智力和体力上午10时达到高峰状态等。这些发现与中医理论中的阴阳消长节律，在时间上是吻合的。

环境：包括地理环境和气候环境，诸如土壤、地势、空气、水分、居室和病室等。环境和人的健康息息相关，是人类赖以生存和发展的物质基础和条件。地势、气候的差异，会对人体的生理、病理产生影响。如西北地势高而风寒冰冽，人们喜食乳酪，病多内寒；东南地区地势低而多湿热，人们喜食辛辣腥咸，病多热证、湿证；高寒地区，饮水少碘，多发瘿瘤；湖区虫毒污染，多发蛊病等。故因地制宜，因势利导，选择地势适宜、环境优美、清洁卫生的居处，清新的空气、安全的饮用水等，对预防疾病有着极为重要的意义。

（2）与社会环境相应：人生活在自然界中，也生活在一定的社会环境中，人具有社会性，不能离开社会群体而生存。社会的道德观念、经济状况、生活水平、生活方式、饮食起居、思想情绪、人与人之间的复杂关系等，都会影响人的心理健康而发生疾病。尤其当代社会竞争激烈，人们的生活节奏加快，心理压力加大，心理疾病的发生呈上升趋势。故为医者当"上知天文，下知地理，中知人事"。护理人员应帮助人们建立新的健康意识，充分发挥"人"的主观能动性，培养健康的心理素质，主动地适应社会环境。

2. 养性调神　中医护理学一直把情志护理放在重要的位置，高度重视情志变化与疾病及身体健康的关系，提出七情太过为致病的重要因素之一。不同的情志，可以对人体产生不同的影响，精神情志的变化与机体生理、病理有密切的关系。是故养生防病，首当养神，次当养形，形神俱在，才能健康长寿。不仅要注意避免来自内外环境的不良刺激，而且要通过养性调神，提高人体自身心理的调摄能力，增强机体的抗邪能力与康复能力。在精神情志护理上，护理人员应使用美好、和蔼、诚恳、充满爱心的语言，以消除患者焦急、恐慌、不安的情绪；耐心劝导患者，解除忧虑，以调动患者的主观能动性，促进疾病的康复。

3. 护肾保精　中医历来强调肾精对人体生命活动的重要性，因精能化气，气能生神，神能御气、御形，故精是形气神的基础。体现在养生上，即有护肾保精的主张。《金匮要略·

脏腑经络先后病脉证并治》指出："房室勿令竭乏"，即是说性生活要有节制，不可纵欲无度以耗竭其精。肾精肾气，关系到人体的生长、发育、生殖等功能及机体阴阳平衡的调节，性生活过度，必致肾精肾气亏损而使人易于衰老或患病，故中医学将护肾保精看作是预防疾病的主要措施之一。护肾保精之法除房室有节外，尚有运动保健、按摩固肾、食疗保肾、针灸药物调治等，从而使人体精充气足、形健神旺，达到预防疾病、健康长寿的目的。

4.锻炼体魄 "生命在于运动"。运动能够保持人体精气布散流畅，从而防止发生疾病。古人养生，注重"形神合一"、"形动神静"。"形动"即加强形体的锻炼。中医学认为锻炼形体可以促进气血流通，使人体肌肉筋骨强健，脏腑功能旺盛，并可借形动以济神静，从而使身体健康，益寿延年，同时也能预防疾病。

5.调摄饮食 调摄饮食主要包括注意饮食宜忌及药膳保健两个方面。

（1）注意饮食宜忌：提倡饮食要有规律，定时定量，不可过饥过饱；注意饮食卫生，不吃不洁、腐败变质的食物，以防肠胃疾病、寄生虫病或食物中毒；克服饮食偏嗜，如五味要搭配得当，不可偏嗜某味，以防某脏之精气偏盛；食物与药性一样，也有寒温之分，故食性最好是寒温适宜，或根据体质而调配，体质偏热之人，宜食寒凉而忌温热之品，体质偏寒者则反之；又因各种食物含不同的成分，故要调配适宜，不可偏食。此外，从预防的角度看，某些易使旧病复发或加重的"发物"亦不宜食。

（2）药膳保健：药膳兼有药、食二者之长，是中医养生颇具特色的一种方法。它是在中医学理论指导下，将食物与中药，以及食物的辅料、调料等相配合，通过加工调制而成的膳食。这种食品具有防治疾病和保健强身的作用，药性多平和，可以长期服用，适用范围较广。

6.劳逸适度 劳逸适度、积极休息，是保持身心健康的重要护理措施。生活起居无规律，过劳或过逸，都可使气血失调或耗损，削弱机体的抗病能力，疾病由此而生。

（二）防止病邪侵害

1.避其邪气 邪气是导致疾病发生的重要条件。故未病先防除了养生以增强正气、提高抗病能力之外，还要注意避免病邪的侵害。《素问·上古天真论》说："虚邪贼风，避之有时。"就是说要谨慎躲避外邪的侵害，这是预防疾病发生的重要措施。包括顺应四时，预防六淫之邪的侵害，如夏日防暑，秋天防燥，冬天防寒；避疫毒，防疠气，即在反常气候或遇到传染病流行时，要避之有时，做好隔离，注意环境卫生。对体弱多病者，中医还有"冬病夏治"、"夏病冬治"的预防治疗法，可提高机体对气候寒热变化的适应力，避免外邪的侵袭。

2.药物预防，人工免疫 预先服食某些中药，可提高机体免疫功能，有效地防止病邪的侵袭。早在《素问遗篇·刺法论》中，就有用"小金丹"等来预防传染病的方法。民间以雄黄、艾叶、苍术等熏烟以消毒防病。近年来，在中医预防理论的指导下，用中草药预防疾病也取得了良好效果。如用板蓝根、大青叶预防流感、腮腺炎，用茵陈、贯众预防肝炎等，都是行之有效、简便易行的方法。

预防接种是防疫措施之一，目的在于使机体在一定时间产生对某种传染病的特殊抵抗能力，我国是世界上最早采用人工免疫方法预防疾病的国家，早在 16 世纪以前，就已采用人痘接种以预防天花，为世界医学做出了重要贡献。

二、既病防变

既病防变指的是在疾病发生的初始阶段，应力求早诊断、早治疗，以防止疾病的发展及传变。在临床护理工作中，虽然采取积极的预防措施，做到了未病先防，但由于个人体质不同，所处的环境、生活工作条件不同，仍有些人发生疾病，这时应争取在发病后早期诊断，早期治疗，并给予恰当护理，防止疾病的发展与传变。

（一）早期诊治，适宜护理

在疾病的发展过程中，由于邪正斗争的消长，可能会出现由浅入深、由轻到重、由单纯到复杂的发展变化。诊治越早，疗效越好，其原因就是在于疾病的初期，病位较浅，病情多轻，正气未衰，病较易治，因而传变较少。如不及时诊治，病邪就有可能步步深入，使病情复杂、深重，治疗也更加困难了。医护人员要掌握好不同疾病发生、发展、变化及传变的规律，病初即做出正确的诊断，护理人员要密切观察病情变化，给予恰当护理，以防疾病发生传变。

（二）积极治护，防止传变

防止传变包括阻截病传途径与先安未受邪之地两个方面。

1. 阻截病传之途径 疾病一般都有其一定的传变规律和途径。如伤寒病的六经传变，病初多在肌表的太阳经，病变发展则往他经传变，因此，太阳病阶段就是伤寒病早期诊治的关键，在此阶段的正确有效的治疗和护理，是防止伤寒病病势发展的最好措施；又如温病多始于卫分证，因此卫分证阶段就是温病早期诊治的关键。据此可知，邪气侵犯人体后根据其传变规律，早期诊治与护理，阻截其病传途径，可以防止疾病的发展与传变。

2. 先安未受邪之地 先安未受邪之地，指以五行的生克乘侮规律、经络相传规律等为指导，根据不同病变规律实施预见性治疗与护理，以控制其病理传变。如《金匮要略·脏腑经络先后病脉证并治》说："见肝之病，知肝传脾，当先实脾。"临床在治疗肝病时，常配以调理脾胃的药物，使脾气旺盛而不受邪，确可收到良效。又如温热病伤及胃阴时，随病变发展将耗及肾阴，清代医家叶天士据此传变规律提出了"先安未受邪之地"的防治原则，主张在甘寒以养胃阴的方药中，加入咸寒滋养肾阴的药物以防止肾阴的耗损。这些都是既病防变原则的有效应用。

第六章
中药用药护理

中药是中医治疗疾病最常用的一种手段，中药用药护理是护理工作的一项重要内容。护理人员能否正确掌握和使用给药途径和方法，将直接影响药效的发挥和治疗的效果。

第一节　中药给药法

中医治疗疾病多以药物为主，在护理工作中，必须熟悉中药的剂型和作用，掌握各种用药方法。

一、中药剂型

中药的剂型是与中医辨证用药相结合的，每一种剂型都有其特点和适用范围。随着中医学的发展，尤其是近代吸收和借鉴了新的制药设备及工艺，又发展了一些新的剂型。

（一）汤剂

汤剂是将药物配伍、组合成方，按煎法要求加水煎煮后，去渣取汁服用的方法。是临床使用最广泛的一种剂型，适用于一般病证和急性病证。汤剂既能内服，又能含漱和外用熏洗，如麻黄汤、白虎汤、四妙勇安汤等。其特点为吸收快、作用强，能迅速发挥疗效，可根据病情变化加减使用。

（二）散剂

散剂是将药物碾碎，研成混合均匀的干燥粉末。有内服和外用两种。内服散剂，末细量少，可直接冲服，如参苓白术散；亦有研成粗末者，用时加水煮沸后取汁服用，即所谓的煮散。外用散剂一般是将药物研成极细粉末，外敷或掺散于疮面和患病部位，如外科常用的金黄散、生肌散等。散剂亦有用作点眼、吹喉等外用的，如冰硼散等。其特点是制作简便、节约药材、不易变质、便于携带等，但吸收较汤剂要慢。

（三）丸剂

丸剂是将药物研成细末，用蜂蜜或水、米糊、面糊、酒、醋、药汁等作为赋型剂，制成圆形固体剂型。其特点是药力持久，吸收缓慢，体积小，服用、贮存、携带都很方便。是一种常用的剂型，适用于慢性和虚弱性疾病，如麻子仁丸、六味地黄丸等。

1. 蜜丸　将药物细粉用炼制过的蜂蜜作赋型剂制成丸。蜜丸性质柔润，作用缓和，并兼有甜味和补益作用，适用于慢性病。一般多制成大丸使用，每丸 3～9g，如补中益气丸等；亦可制成小丸使用。

2. 水丸　是将药物细粉用冷开水或酒、醋，或其中部分药物煎汁等，用作湿润、粘合剂，用人工或机械制成的小丸。水丸较蜜丸、糊丸丸粒小，易于吞服、崩解，吸收快，适用于多种疾病，是一种比较常用的丸剂。

3. 糊丸　将药物细粉用米糊、面糊等制成丸剂。糊丸黏性大，崩解时间比水丸、蜜丸要长，服后在体内缓慢吸收，既可延长作用时间，又能减少药物对胃肠道的刺激，如犀黄丸。

4. 浓缩丸　将药方中某些药物煎汁浓缩成膏，再与其他药物细粉混合、干燥、粉碎，以水、酒或方中部分药物煎出液制成丸剂。其特点是药物有效成分含量高，体积小，应用剂量小，易于服用，适用于治疗各种疾病。如安神补心丸、舒肝止痛丸、六味地黄丸等。

（四）膏剂

膏剂是将药物用水或植物油煎熬浓缩而成的剂型。有内服和外用两种。内服膏药有流浸膏、浸膏、煎膏，多用于滋补，如龟龄膏等；外用膏剂一般称为膏药，分为软膏和硬膏。

1. 流浸膏　是用适当溶媒浸出药材中的有效成分，将浸出液中一部分溶媒用低温蒸发除去，并调整浓度及含醇量至规定的标准而成的液体浸出剂型。除特别规定者外，流浸膏1ml 的有效成分相当于 1g 的药材。流浸膏与酊剂中均含醇，但流浸膏的有效成分含量较酊剂高，因此服用量小，溶媒的副作用亦小，如甘草流浸膏、益母草流浸膏等。

2. 浸膏　是含有药材中可溶性有效成分的半固体或固体浸出剂型，用适当溶媒将药材中的有效成分浸出后，低温将溶媒全部蒸发除去，并调整浓度，使每 1g 浸膏相当于 2～5g 药材。浸膏不含溶媒，所以完全没有溶媒的副作用，浓度高，体积小，服用剂量小。亦可制成片剂及丸剂使用，或直接装入胶囊使用。浸膏可分为两种，一种是软浸膏，为半固体，如毛冬青膏，多供制片或制丸用；一种是干浸膏，为干燥粉末，如紫珠草浸膏等，可直接冲服或装入胶囊服用。

3. 煎膏　又称膏滋，即将药物反复煎煮至一定程度后，去渣取汁，再浓缩，加入适当蜂蜜、冰糖或砂糖煎煮成膏。其特点是体积小，便于服用，含有大量蜂蜜和糖，味甜而营养丰富，有滋补作用，适合于久病体虚者服用，如参芪膏、枇杷膏等。

4. 硬膏　又称膏药，系用油类将药物煎熬至一定程度，去渣后再加黄丹、白蜡等收膏，贴敷于皮肤的外用剂型。常温时呈固体状态，36℃～37℃时则溶化，起局部或全身治疗作用，同时具有机械保护作用。其特点是用法简单，携带、贮藏方便。多用于跌打损伤、风湿痹痛和疮疡等疾病，如风湿跌打止痛膏、狗皮膏药等。

5. 软膏　又称药膏，系用适当的基质与药物均匀混合，制成一种容易涂于皮肤、黏膜的半固体外用制剂。软膏基质在常温下是半固体的，具有一定的黏稠性，但涂于皮肤或黏膜能渐渐软化或溶化，有效成分被缓慢吸收，持续发挥疗效。软膏的作用是局部的，适用于外科疮疡疖肿等疾病，如三黄软膏、穿心莲软膏等。

（五）丹剂

丹剂没有固定的剂型，可为丸、散等，多以含汞或硫黄的矿物药精炼而成，或用贵重药物制成，可内服和外用，多用于急性病证，如紫雪丹、活络丹等。

（六）酒剂

酒剂是以酒为溶媒，一般以白酒或黄酒浸泡药物（或加温同煮），去渣取澄清浸出液，即为酒剂，通称为"药酒"。可内服或外用，适用于体质虚弱、风湿痹痛、跌打损伤等证，如五加皮酒、虎骨酒等。

（七）片剂

片剂是将一种或多种药物经过粉碎加工和提炼，与辅料混合后，加压制成的圆片状制剂。片剂用量准确，体积小，成本低，贮运方便，是现代常用剂型之一。适用于多种病证，如银翘解毒片、复方丹参片等。

（八）冲剂

冲剂是用药物的细粉或提取物等制成的干燥颗粒，服时用开水冲服。分为可溶性冲剂和混悬性冲剂。其特点是服用方便，作用迅速，体积小，重量轻，易于运输携带。适用于多种病证，如板蓝根冲剂、肺宁冲剂等。

（九）糖浆剂

糖浆剂是将药物煎煮去渣取汁，再煎熬成浓缩液，然后加入适量蔗糖的药物水溶液。特点是有甜味，易于服用，尤其是便于儿童服用，如止咳糖浆、养阴清肺糖浆等。

（十）胶囊剂

胶囊剂是将药物制成干燥的粉末，装入胶囊内而成。其特点是能掩盖药物的异味，服用方便，体积小，便于携带与贮运。适用于多种病证，如西洋参胶囊、藿香正气胶囊等。

（十一）针剂

针剂也称注射剂，是将中药经过提取、精制和配制等步骤而制成的灭菌溶液。其特点是作用迅速，剂量准确，给药方便，药物不受消化液和食物的影响，直接进入人体组织等。可供皮下、肌肉、静脉、穴位注射，用于多种病证及危重患者的抢救等，如丹参注射液、清开灵注射液等。应注意其不良反应。

（十二）茶剂

茶剂是由药物粗粉和粘合剂混合制成的固体制剂，通常制成小方块形或长方形，亦可制成圆饼状或颗粒状。用时置于容器中以开水泡汁代茶服用，故称茶剂。其特点是用量小，服用方便，制法简单，便于携带和贮运。多用于治疗感冒、积滞等病证，如感冒茶等。

（十三）药露

用新鲜的、含有挥发性成分的药物，通过蒸馏所收取的蒸馏液即为药露。其特点是气味清香，便于口服，一般可作为治疗中的辅助饮料，夏天尤为常用，如金银花露等。

（十四）合剂

合剂是将各种药物通过蒸馏法、渗漉法或煎煮浓缩法加防腐剂而制成的一种剂型。多用于感冒等病证，如感冒合剂、甘草合剂等。

（十五）气雾剂

气雾剂是将药物水溶液装入带有阀门的耐压容器内，借助容器内抛射剂的压力，以雾状形态喷射出来，直达病灶或由黏膜吸收而发挥疗效。其特点是雾粒微小，使用方便，作用迅速，安全卫生，给药量少和副作用小，如定喘雾化剂、云南白药雾化剂等。

（十六）安瓿口服液

安瓿口服液是将药物提炼浓缩后装入玻璃瓶内，用时打开铝盖或锯断安瓿，用吸管将药物吸入口中吞服的一种剂型。如安神补脑液、葡萄糖酸钙口服液等。

（十七）滴丸

滴丸是将药物溶解、乳化或混悬于适宜的熔基质中，通过适宜的滴管滴入不相混溶的冷却液中，由于表面张力的作用使滴液收缩成球状，并冷却凝固而成的颗粒状剂型。适用于制备液体药物及主药体积小或有刺激性的药物，其特点是含量准确，药物耗损少，受热时间短，药性稳定等，如复方丹参滴丸等。

（十八）锭、饼剂

锭、饼剂是将药物研成细末，单独或与赋形剂混合而制成不同形状的固体制剂。可供外用或内服，一般研末调服或磨汁服，亦可磨汁以敷患处，如紫金锭等。若制成饼状，即称为饼剂；若制成锭状，即称为锭剂。

（十九）线、条剂

线、条剂是中医外科常用的剂型。是将桑皮纸粘药后捻成细条状，或将桑皮纸先捻成细条后再粘药，用时插入疮口，化腐拔毒；此为条剂，亦称药捻。也可将丝线或棉线浸泡于药液中，并与药液同煮，经干燥而成，用于结扎瘘管或赘肉，使其自行萎缩脱落；此为线剂，亦称药线。

二、煎药方法

汤剂是中医临床最常用的一种剂型，其煎煮方法正确与否，是确保疗效的关键。为了使药物更好地发挥疗效，历代医家均非常重视汤剂的煎煮方法，如明代医家李时珍指出："凡服汤药，虽品物专精，修治如法，而煎药者鲁莽造次，水火不良，火候失度，则药亦无功。"清代医家徐大椿《医学源流论》亦云："煎药之法，最宜深讲，药之效不效，全在乎此。"因此，我们必须掌握正确的中药煎煮方法。

（一）煎药用具

1．适宜器具 煎药用具以砂锅、瓦罐和陶瓷罐为佳，因为此类容器材质稳定，在煎煮的过程中不易与药物成分发生化学反应，且受热均匀，导热性能缓和，是较为理想的煎药容器。此外搪瓷、不锈钢和玻璃器皿亦可作为煎药器具，但其传热较快，不利于药物有效成分的析出，且散热亦快。

2．禁忌器具 忌用铁、铜、锡、铝等容器煎煮中药，因为铁、铜的金属活性较强，化学性质不稳定，在煎煮过程中可与中药成分发生化学反应，如与鞣质类的成分可生成鞣酸铁，使药液的颜色加深，与有机酸类成分可生成盐类等，将直接影响汤剂的质量；轻则使药物中的某些有效成分发生沉淀、药物有效含量降低，重则生成对人体有害的物质，产生毒性。

（二）煎药用水

1．水质 煎药用水以水质洁净、矿物质少为原则，除处方有特殊规定用水外，一般用井水、自来水、蒸馏水或纯净水。另外煎药须用凉水或凉开水，忌用开水煎药；因为许多中药是植物药，生药的外层组织细胞如果骤然受热，会立即紧缩、凝固，蛋白质在细胞壁上形成一层不可逆的变性层，使组织内部的药物成分难以析出，影响药物有效成分的利用。

2．水量 加水量应根据药物的性质、药量、吸水程度、煎煮时间而定。一般汤剂经水煎两次，其中70%～80%的有效成分已析出，因此临床多采用两煎法。传统的加水方法是将药物均匀放入药锅内，看准药物表面的位置，第一煎的加水量以水超过药物表面3～5cm为准，第二煎的加水量以水超过药物表面2～3cm为准；另一种加水方法是按平均每1g药加水约10ml，计算出该方总的需水量，一般第一煎将总水量的70%加入，第二煎加入剩余的30%。如果煎煮花、叶、全草类药物，加水量要适当增多一些；煎煮矿物类、贝壳类药物时，加水量可稍减。煎药时应一次将水加足，避免在煎药过程中频频加水，如不慎将药煎糊，应弃去，不可加水再煎后服用。

（三）煎前泡药

煎药前，宜先用冷水将药材泡透。因为中药大多数是干品，且含有淀粉、蛋白质，通过加水浸泡可使药质变软，组织细胞膨胀后可恢复其天然状态，煎药时有效成分易于析出。一般复方汤剂加水搅拌后应浸泡30～60分钟；以花、叶、草类等药为主的方剂，需浸泡20～

30 分钟；以根、茎、种子、果实类等药材为主的方剂，需浸泡 60 分钟。但浸泡时间也不宜过久，以免引起药物酶解或霉变。另外，煎药前不可用水洗药，因为某些中药成分中含有糖和苷类等易溶于水的物质；还有些中药是经过炮制的，如添加蜜、醋和酒等，若用水洗，会丧失一部分有效成分，降低药效。

（四）煎药火候

煎药温度的高低，中医称之为"火候"，有"文火"和"武火"之分。如《本草纲目》曰："先武后文，如法服上，未有不效者。"武火是指大火急煎，文火则指小火慢煎。一般以"先武后文"为原则，即在煎药开始用武火，至水沸后再改用文火，并保持在微沸状态，既可减慢水分的蒸发，又有利于有效成分的煎出。解表类、清热类、芳香类药物不宜久煎，以防药性挥发；滋补药宜先用武火煮沸后，改用文火久煎，使有效成分充分煎出。

（五）煎药时间

煎药时间主要根据药物和疾病的性质而定。煎药时间从水沸时开始计算；一般药物一煎需 20~30 分钟，二煎需 10~20 分钟；解表、芳香类药物，一煎需 15~20 分钟，二煎需 10~15 分钟；受热易变性的药物，如钩藤、大黄等，应待其他药物煎好前 5~10 分钟加入；滋补类药物，一煎 40~50 分钟，二煎 30~40 分钟；有毒性的药物，如附子、乌头、狼毒等需久煎，约 60~90 分钟。药物煎好后，用纱布将药液过滤或绞渣取汁，每剂取液量成人约 300~400ml，小儿减半；每服量，成人 150~200ml，小儿减半；每日可 1~2 服。

（六）特殊煎药法

有些药材因性质、成分特殊，煎煮时需要特殊处理。通常有以下几种：

1. 先煎 目的是为了增加药物的溶解度或降低药物毒性，充分发挥药物的疗效。难溶于水的药，如贝壳类（海蛤壳、牡蛎、珍珠母等）；角、骨、甲类（水牛角、龟板、鳖甲、穿山甲、鹿角等）；矿石类（生石膏、寒水石、磁石、代赭石等）和质地坚硬，不易煎煮的药物，应打碎后先煎煮 30 分钟，再下其他药。有毒的药物，如附子、乌头、半夏、商陆等，需先煎 1~3 小时，以消除或降低毒性。泥沙多的药物（灶心土、糯稻根等）、质轻量大的药物（茅根、玉米须等）应先煎，澄清后取汁，以其药汁代水再煎其他药。

2. 后下 凡气味芳香借挥发油取效的药物，为防其有效成分挥发，宜在一般药物即将煎好前 10 分钟放入，再与其他药同煎，如薄荷、藿香、砂仁、豆蔻、沉香等。

3. 包煎 为防止煎后药液混浊及减少对消化道、咽喉的不良刺激，粉末类、含绒毛类的药物需用纱布包好，再放入锅内与其他药同煮，如旋覆花、滑石、车前子、青黛、赤石脂等。

4. 另炖 某些贵重药，为了保存其有效成分，尽量减少损耗，将其切成小片，单味煎煮 2~3 小时，煎好后，单独服用或兑入汤药中同服，如人参、西洋参、鹿茸、犀角等。

5. 烊化 胶质类或黏性大且易溶的药物，如与其他药物同煎则易粘锅煮糊，且附着他药，影响药效，应单独加温溶化或置于刚煎好的去渣的药液中，微煮或趁热搅拌，使之溶解，如阿胶、龟板胶、鹿角胶等。

6. 磨汁 某些贵重或质地坚实、难以煎出有效成分的药物，可用水磨汁或锉成细粉调服，如犀角、羚羊角等。

7. 冲服 某些不耐高温且又难溶于水的贵重药物，可先研成粉末，再用开水或用煎好的药液冲服，如三七、琥珀、犀角、珍珠、羚羊角等。

8. 泡服 某些易出味、挥发性较强的药物，不宜煎煮，宜采用泡服。将药物放入茶杯加沸水泡 10～15 分钟，出味后服用，如番泻叶、胖大海、菊花等；也可将药物放入刚煎煮好的药液中泡服。

（七）机器煎药

是目前临床较为常用的煎药方法，根据处方将各药混合装入以特殊布料制成的煎药袋内，用冷水浸泡 30～60 分钟，加入适量水，将水和浸泡好的中药连袋投入煎药机内，调节温度和时间，当温度和时间达到设定的标准时，中药即煎好，机器则自动停止加温。药汁可直接进入包装机，被灌注到耐高温的密封塑料袋内。机器煎药加水量为提取量×1.3，公式为：煎药的剂数×2×1.3×150ml。电煎火候可通过该机的电脑装置控制在 80℃～130℃范围，而且在规定的时间内完成。需要先煎的矿物类、贝壳类中药质地坚实，在机器高温煎煮且有一定压力的情况下有效成分比较容易煎出，不需要先煎。需要后下的中药主要含挥发性成分，传统方法煎煮时有效成分容易挥发，而煎药机是密闭的，挥发性成分仍然保留在药液中。煎好、包装好的中药无需冷藏，但需避光保存。如有少量沉淀，属于正常现象。此种方法具有方便卫生、剂量均匀、省时省力、可随时服用、一剂或多剂一次煎成等优点。

三、用药方法

用药方法分内服法和外用法两种。

（一）内服法

1. 服药时间 适时服药是合理用药的重要方面，具体服药时间应根据病情的需要、药物的特性和胃肠道的状况来确定。《神农本草经》指出："病在胸膈以上者，先食而后服药；病在心腹以下者，先服药而后食；病在四肢血脉者，宜空腹而在旦；病在骨髓者，宜饱满而在夜。"表明不同的病证，应选择不同的时间服药。

（1）饭前服药：饭前胃中空虚，药物可避免与食物混合，能迅速进入肠道，充分发挥药效。如补益药、制酸药及部分治疗胃肠道疾病的药物可在饭前服用。

（2）饭后服药：饭后胃中存有较多食物，可减少药物对胃的刺激，故对胃肠有刺激的药物应饭后服用。如消导药、抗风湿药等。另外，健胃药也应在饭后服，以便充分发挥药效。应注意的是，无论饭前或饭后服药，均应略有间隔，以免影响药物疗效。

（3）睡前服：安神药、涩精止遗药、缓下药宜睡前服。安神药于睡前服，待药物起效后能起到安眠的效果；遗精、遗尿病证多于夜间发生，故涩精止遗药需睡前服；缓下药由于需要长时间在胃肠道作用，晚上服用，晨起后正好发挥泻下作用。

（4）定时服：平喘药、截疟药和主治月经不调的药物，需要定时服用。平喘药和截疟药所治疗的喘咳和疟疾一般发作多有规律性，故宜于发作前 2~3 小时服用，恰好在疾病发作时起效；主治月经不调的药物，尤其是治疗痛经的药物宜在月经前 3~7 天服用，以起到调经作用。

2. 服药剂量 剂量是指一日或一次给予患者的药物数量。一般药物剂量由医师确定，护理人员应严格按照医嘱执行，有时医嘱也提出酌情给药，这就要求护理人员灵活掌握一次或一日的剂量。

一般疾病服药，多采用每日 1 剂，每剂药物一般煎 2~3 次，分头煎和二煎，有些滋补药也可以煎 3 次。可将头煎、二煎药汁混合后"分服"，也可将两次所煎药汁"顿服"、分多次服等，需要视病情不同而分别对待。

（1）一般服法：一般疾病一天服 1 剂，早、晚分服。

（2）顿服：病情紧急者，可一次一煎，大量顿服。

（3）不拘时服：急性病、热性病和治疗咽喉疾病的药物应不拘时间，迅速服用，有的也可煎汤代茶饮。

（4）小量频服：呕吐患者或小儿患者宜小量频服。呕吐患者小量频服的原因是大量服药可以引发或加重呕吐症状；小儿则因脾胃稚弱，不胜药力。

（5）中成药根据剂型不同，可给予片、丸、粒、克等单位药物服用，小儿根据病情和年龄酌情减量。

3. 服药温度 服药温度是指中药汤剂的温度或服药时开水的温度。分为温服、热服和冷服。

（1）温服：将煎好的汤剂放温后服用，或将中成药用温开水、酒、药汁等液体送服的方法称为温服。一般中药多采用温服。中医认为凉（冷）者属阴，阴盛损阳，脾胃之气属阳，患者脾胃之气虚弱时再进冷汤，势必更伤阳气，对病情不利。温服又可减轻某些药物的不良反应，如瓜蒌、乳香、没药等对胃肠道有刺激作用，能引起恶心、呕吐等不良反应，温服后能缓解上述不良反应。

值得注意的是，汤剂放凉后，要温服时，应先加热煮沸，使汤剂中沉淀的有效成分重新溶解后，再放温服用。不应只加热到温热不凉就服用，因为汤剂放冷后许多有效成分因溶解度小而析出沉淀，如果只服用上面的清液，舍去沉淀部分，必然影响疗效。如加热至沸，则已沉淀的有效成分又可溶解，放温后服用，基本上与刚煎时效果相近。

（2）热服：将煎好的汤剂趁热服下或将中成药用热开水送服的方法，称为热服。解表药必须热服以助药力发汗。寒证用热药，应热服，属"寒者热之"之法。真热假寒用寒药，应热服，属"寒药热服"，"治热以寒，温而行之"之法，以减少患者服药格拒。不论是汤剂、还是中成药，理气、活血、化瘀、补益剂均应热服。

（3）凉（冷）服：将煎好的汤剂放凉后服用或将中成药用凉开水送服的方法，称为凉服。热证用寒药应凉服，属"热者寒之"之理。真寒假热用热药，应凉服，属"热药凉服"，"治寒以热药，凉而行之"之法。不论是汤剂、还是中成药，一般止血、收敛、清热、解毒、祛暑剂均应凉服。服药呕吐者，应先口服少许姜汁或嚼少许陈皮后再凉服，以减轻症状。

4. 服药后的观察及护理 服药后患者宜休息一段时间，以利于药物更好地吸收；同时要严密观察服药后的反应，尤其是服用有毒副作用或药性峻烈的药物，更应严密观察服药后有无不良反应。

（1）观察服药后的反应：药物进入人体之后，必然会产生一定的药理作用，否则，药物就未达到预期的效果。如服解表药后，患者会出汗；服利水渗湿药后，患者排尿次数和尿量增加，这说明药物在体内发挥正常疗效了。除此之外，我们必须全面观察服药后的各种反应，如服用泻下药后除了要观察大便的次数以外，还要观察大便的性质、颜色、形状、气味，以及是否伴有腹痛，腹痛的性质及腹痛发作的时间、程度等等。

（2）注意药物的毒副反应：中药的应用，在我国已有悠久的历史，中药具有治疗范围广泛、疗效确切等优点。但也有部分药物，由于加工炮制和使用不当也能引起毒副反应，因此，对中草药的性能及可能发生的不良反应，要有清楚的认识。用药前，应将用药的注意事项向患者交代清楚。严格掌握常用药物的用法和使用剂量，避免滥用，纠正中草药不会中毒的错误观念。

正确地服用中药，正确地施以服药前后的护理，可使慢性疾病得到渐渐恢复，使急性疾病得到及时控制，再施以治本之法，就可根治疾病，战胜顽疾。

（二）外用法

外用法是将药物直接作用于患者体表某部或病变部位，以达到治疗目的的一种治疗方法。清代医家吴尚先（师机）曾说："外治之理即内治之理，外治之药即内治之药，所异者，法耳。"指出了外治法与内治法在给药途径上的不同。

1. 膏药 是按配方用若干药物浸于植物油中煎熬，去渣存油，加入黄丹再煎，利用黄丹在高温下经过物理变化，凝结而成的制剂。古代称之为薄贴，现已制成胶布型膏药。其富有弹性，敷贴患处，能固定患部，使患部活动减少；并可保护溃疡疮面，避免外来刺激和细菌感染。膏药使用前加温软化，趁热敷贴患部，使患部得到较长时间的热疗，以改善局部血液循环，增强抗病能力。

一切外科病证初起、已成、溃后各个阶段，均可使用膏药贴敷。由于膏药方剂的组成不同，运用的药物有温凉之别，所以在应用时就有各自不同的适应证。如太乙膏药性偏凉，功能清火解毒、消肿生肌，适用于阳证，为肿疡、溃疡通用之方；阳和解凝膏药性偏温热，功能温经和阳、祛风散寒、调气活血、化痰通络，适用于阴证未溃者；千捶膏药性偏凉，功能消肿解毒、提脓祛腐、止痛，适用于有头疽、疔、疖等一切阳证；咬头膏具有腐蚀性，功能蚀破疮头，适用于肿疡已成、不能自溃或不愿接受手术切开排脓者。此外，膏药摊制的形式有厚薄之分，在具体应用上也各有所宜。如薄型的膏药，多适用于溃疡，宜于勤换；厚型的膏药，多适用于肿疡，宜于少换，一般 5～7 天换一次。凡疮疡使用膏药，有时可能引起皮肤发红，或起丘疹，或发生水疱，瘙痒异常，甚则湿烂等现象，这是因为皮肤过敏，形成膏药风；若溃疡脓水过多，由于膏药不能吸收脓水，易浸淫皮肤，而引起湿疮。凡见此等情况，可以改用油膏或其他药物。

2. 油膏 是将药物和油类煎熬或捣匀成膏的制剂，现称软膏。油膏的基质有黄蜡、白蜡、猪油、植物油、松脂、麻油等，目前多用凡士林调和。它与膏药的区别是不用铅丹，柔软滑润，无板硬黏着不舒的感觉，尤其对皮肤褶皱处，或大面积的溃疡，使用油膏更为适宜。

肿疡、溃疡、皮肤病渗液不多者或肛门疾病等可用油膏治疗。由于油膏方剂组成及作用不同，适应证亦异。金黄膏、玉露膏适用于阳证肿疡、肛门周围痈疽等病；冲和膏适用于半阴半阳证；回阳玉龙膏适用于阴证；生肌玉红膏功能活血祛腐、解毒止痛、润肤生肌收口，适用于一切溃疡腐肉未脱、新肉未生之时；生肌白玉膏功能润肤生肌收敛，适用于溃疡腐肉已净，疮口不敛者，以及乳头皲裂、肛裂等病；红油膏功能防腐生肌，适用于一切溃疡；疯油膏功能润燥杀虫止痒，适用于牛皮癣、慢性湿疮、皲裂等；青黛散油膏功能收湿止痒、清热解毒，适用于蛇串疮、急慢性湿疮等皮肤焮肿痒痛，渗液不多之证；消痔膏功能消痔退肿止痛，适用于内痔、皮外痔、血栓痔等出血、水肿、疼痛之证。凡皮肤湿烂，疮口腐化已尽，摊贴油膏，应薄而勤换，以免脓水浸淫皮肤，不易干燥。若对药物过敏者，则改用其他药。油膏用于溃疡腐肉已脱、新肉生长之时，摊贴宜薄，若厚涂，则使肉芽生长过慢而影响疮口愈合。

3. 箍围药 它是借助药粉的箍集围聚、收束疮毒的作用，从而促使肿疡初起者消散；毒已结聚的也能使疮形缩小，趋于局限，达到早日成脓和破溃；破溃以后余肿未消者，可用它来消肿，截其余毒。

凡肿疡无论初起、成脓或溃后，肿势散漫不聚，无集中硬块者，均可使用箍围药。由于箍围药的药性有寒性和热性的不同，因此在临床上也应区别使用。金黄散、玉露散药性寒凉，功能清热消肿、散瘀化痰，适用于一切红肿热痛的阳证；回阳玉龙膏药性温热，功能温经活血、散寒化痰，适用于一切不红不热的阴证；冲和散药性平和，功能行气疏风、活血定痛、散瘀消肿，适用于疮形肿而不高，痛而不甚，微红微热，介于阴阳之间的半阴半阳证。用于肿疡初起时，宜粘满整个病变部位。若毒已结聚，或溃后余肿未消，宜粘于患处四周，不要完全涂布，应超过肿势范围。

4. 掺药 是将不同的药物研成粉末，根据制方的规律，并按其不同的作用，临时配伍成方，用时掺布于膏药或油膏上，或直接掺布于病变部位。古时称为散剂，现称为粉剂。掺药的种类很多，用途广泛，具有消肿散毒、提脓祛腐、腐蚀平胬、生肌收口、定痛止血、收涩止痒、清热解毒等作用。由于疾病的性质和阶段的不同，在具体应用时有各种不同的药物配伍。

5. 洗剂 是将各种不同的药物，先研成粉末，再溶解在水中的一种溶液制剂。因加入的药粉多为不溶性，故溶液呈混悬状，应用时应先振荡摇匀，故也称混合振荡剂或振荡洗剂。一般用于急性、过敏性皮肤病、酒渣鼻和粉刺等。三黄洗剂功能清热止痒，用于一切急性皮肤病，如湿疮、接触性皮炎等。颠倒散洗剂功能清热散瘀，用于酒渣鼻、粉刺。上述方剂中常可加入 1%～2% 的薄荷脑或樟脑，增加止痒之功。在应用洗剂时应充分振荡，使药液均匀，再用棉签蘸药液涂于皮损部，每日 3～5 次。凡皮损处有糜烂、渗液较多者，或脓液结痂者，或深在性皮肤病，均应禁用。在配制洗剂时，其药物粉末应尽可能研细，以免刺激皮肤。

6.酊剂 是将各种不同的药物，浸泡于乙醇溶液内，根据制方规律，所取的药液，即为酊剂。酊剂一般用于疮疡未溃等皮肤病。红灵酒功能活血、消肿、止痛，用于冻疮、脱疽未溃之时；10%土槿皮酊、复方土槿皮酊功能杀虫、止痒，适用于鹅掌风、灰指甲、脚湿气等；白屑风酊功能祛风、杀虫、止痒，适用于面游风。一般酊剂有刺激性，凡溃疡破溃后，或皮肤病有糜烂者，均应禁用。同时酊剂应盛于避光容器中，并在阴凉处保存。

（三）其他用药法

1.超声雾化吸入法 是利用超声发生器的作用，使药液变成细微的气雾，随着深呼吸由呼吸道到达终末支气管和肺泡，以改善呼吸道通气功能和防治呼吸道疾病的治疗方法。当超声雾化器通电后，输出高频电能，使水底部晶体换能器发出超声波声能，声能透过雾化罐底部的透声膜，作用于罐内的液体，使药液表面的张力和惯性受到破坏，成为微细雾滴，通过导管随患者深而慢的吸气进入呼吸道。超声雾化器的特点是雾滴小而均匀，可随时调节雾量大小，且雾化器的电子部分能产热，对雾化液轻度加热，使患者吸入温暖、舒适的气雾。常用于急慢性呼吸道炎症、哮喘、结核、肺脓肿等疾病。临床常用鱼腥草溶液等进行超声雾化吸入。

2.中药保留灌肠法 是将一定量的中药汤剂，由肛门经直肠灌入结肠，通过肠黏膜吸收，达到治疗目的的一种治疗方法。其主要是依赖中药的性能，使药液停留在肠道，通过肠黏膜的吸收，祛除体内病邪，从而达到治疗疾病的目的。适用于急慢性结肠炎、慢性细菌性痢疾、阿米巴痢疾、慢性盆腔炎、盆腔包块、带下病及高热持续不退等。

3.中药口腔护理法 是运用不同的中药，对口腔进行清洁、消毒和治疗的方法。适用于高热、神昏、禁食、鼻饲、口腔疾患术后、生活不能自理的患者，一般每日2~3次，如病情需要，酌情增加次数。临床常在晨起、睡前、饭后协助患者用银花甘草液漱口；或口腔护理后用锡类散、养阴生肌散、珠黄散、冰硼散、通关散等涂敷患处或吹入口腔；口唇干燥者涂香油或甘油等。

4.中药擦浴降温法 是应用中药药液冷却后进行全身擦浴，达到降温目的的一种治疗方法。由于高热患者体内热敏细胞的神经元处于兴奋状态，用冷中药药液作用体表数分钟后，通过皮肤、黏膜的感受器，借助于经络的传导，使皮肤的血管由收缩转为舒张，使体内的热量随血流带至体表向外散发，最终达到降温的目的。多用于高热和中暑的患者。临床常用的药物有荆芥水、石膏水等。

第二节 中药用药"八法"及护理

中药用药"八法"通常是指汗、吐、下、和、温、清、消、补法八种。兹就"八法"的内容及其护理扼要介绍如下。

一、汗法及护理

汗法，亦称解表法。是通过宣发肺气、调畅营卫、开泄腠理等作用，促使人体微微出汗，使肌表的外感六淫之邪随汗而解的一种治法。早在《黄帝内经》中就有记载，如《素问·生气通天论》云："……体若燔炭，汗出而散"。意为身体发热如同焚烧的炭火，汗出之后，热随汗外散。《素问·阴阳应象大论》云："其在皮者，汗而发之"；《素问·热论》云："三阳经络皆受其寒，而未入藏者，故可汗而已……，其未满三日者，可汗而已。"这些都是使用汗法的理论依据，但汗法不是以使人出汗为目的，主要目的是使腠理开，营卫和，肺气畅，血脉通，从而能祛邪外出。所以，汗法除了主要治疗外感六淫之邪的表证外，凡腠理闭塞，营卫不通而寒热无汗者皆可以用汗法治疗。如麻疹疹未透发或疹发不畅者；头面部及上肢浮肿的水肿兼表证；疮疡初期兼有表证的红、肿、热、痛；风湿痹痛等。

护理方法：

(1) 服药期间饮食宜清淡，忌黏滑、五辛、酸性和生冷食物。

(2) 汤药宜武火快煎热服，并饮热水、热饮料等，以助药力；服药后宜卧床加盖衣被，促其发汗。

(3) 观察生命体征及出汗特点，有汗、无汗、出汗时间、部位等。一般汗出热退即停药，以遍身微微汗出最佳，忌大汗。若汗出不彻，则病邪不解，需继续用药；而汗出过多，会伤津耗液，损伤正气，可口服糖盐水或输液；若大汗不止，易导致伤阴亡阳，应立即报告医师，及时采取措施。

(4) 及时用干毛巾或热毛巾擦干汗液；汗止后及时更换衣被，并注意避风寒，以防复感。

(5) 病位在表，药后仍无汗者，可针刺大椎、曲池穴，以透邪发汗；不可给予冷饮和冷敷，避免"闭门留寇"，使邪无出路，热反更甚。对表证兼有风湿者，须用数次微汗之法，忌大汗，以达祛风除湿之功效。

(6) 要因人因时而发汗；如暑天炎热，汗之宜轻；冬令寒冷，汗之宜重；体虚者，汗之宜缓；体实者，汗之宜峻等。

(7) 服发汗解表药时，应禁用或慎用解热镇痛药，如阿司匹林等，防止汗出太过。

二、吐法及护理

吐法，亦称涌吐法，是通过药物，使停留在咽喉、胸膈、胃脘等部位的痰涎、宿食或毒物从口中吐出的一种治法。张仲景在《金匮要略》中以"呕家有痈脓，不可治呕"，"病人欲吐者，不可下之"为例，阐明审因论治，因势利导的治疗原则。由于吐法可以引邪上越，宣壅塞而导正气，所以在吐出有形实邪的同时，往往汗出，使在肌表的外感病邪随之而解。常用于中风、痰涎壅盛、癫狂、宿食、食厥、气厥、胃中残留毒物及霍乱吐泻不得等。

护理方法：

(1) 服药期间应暂禁食，待胃肠功能恢复后再给少量流食或易消化食物以养胃气。

(2) 服药应小量渐增，采取二次分服法，以防涌吐太过或中毒；一服便吐者，需通知医生，决定是否继续二服。

（3）服药后不吐者，可用压舌板刺激上腭咽喉部，助其呕吐。呕吐时协助患者坐起，并轻拍患者背部，促使胃内容物吐出。不能坐起者，协助患者头偏向一侧，并注意观察病情，避免呕吐物吸入呼吸道。

（4）吐后给温开水漱口，及时清除呕吐物，撤换被污染的衣被，整理好床单位，并叮嘱患者忌坐卧当风，以防吐后体虚，复感外邪。

（5）呕吐不止者，可服用少许姜汁或冷粥、冷开水解之。若仍不止者，可根据给药的种类分别处理；服用藜芦可用葱白汤解之；服用稀涎散可用甘草、贯众汤解之；服用瓜蒂散可用麝香 0.03～0.06g 开水冲服解之；误食其他毒物，可用绿豆汤解之；若吐后气逆不止，宜给予和胃降逆之剂止之。

（6）严重呕吐者应注意观察生命体征及呕吐物的量、气味、性质、性状并记录。必要时给予补液、纠正电解质平衡等对症处理。

（7）涌吐药作用峻猛，易伤胃气，应注意用量、用法和解救方法，宜中病即止。对年老体弱、婴幼儿、心脏病、高血压及孕妇，应慎用或忌用。

（8）食物中毒或服毒患者，可根据需要保留呕吐物，以便化验。

三、下法及护理

下法，亦称泻下法，是通过运用泻下药，荡涤肠胃、通利大便，使停留在肠胃中的宿食、燥屎、冷积、瘀血、结痰、停水等从下窍而出，以驱邪除病的一种治疗方法。《素问·至真要大论》曰："其下者，引而竭之"，"中满者，泻之于内"，即为下法的理论依据。下法适用于邪在肠胃所致的大便不通或热结旁流，以及停痰留饮，瘀血积水等邪正俱实之证。因病性有寒热，正气有虚实，病邪有兼夹，故下法有寒下、温下、润下、逐下、攻补兼施之别。

护理方法：

（1）药宜空腹温服，以邪去为度，中病即止，以免克伐过度。

（2）密切观察生命体征及病情变化，注意排泄物的质、量、色、味等；若泻下太过而致虚脱，应立即报告医师并配合抢救。

（3）寒下药适用于里实热证，表里无实热者及孕妇忌用；忌同时服用辛燥、滋补药；服药期间应暂禁食，待燥屎泻下后再给以米汤、面条等养胃气之品。

（4）温下药适用于因寒成结之里实证，药宜取连续轻泻，于饭前温服。

（5）润下药适用于肠燥津亏、大便秘结之证，药宜早、晚空腹服用；服药期间应配合食疗以润肠通便；应养成定时排便习惯。

（6）逐水药适用于水饮壅盛于里之实证，且此药有毒而力峻，易伤正气，故体虚、孕妇及有恶寒表证者忌用。

四、和法及护理

和法，亦称和解法，是通过和解或调和的作用，以祛除病邪的一种治法。适用于邪犯少阳，肝脾不和，寒热错杂等病邪在半表半里之证。《伤寒明理论》曰："伤寒邪在表者，必渍形以为汗；邪在里者，必荡涤以为利。其于不内不外，半表半里，既非发汗之所宜，又非吐下之所对，是当和解则可矣。"

护理方法：

（1）服药期间饮食宜清淡易消化，忌食生冷、油腻及辛辣之品。

（2）服和解少阳药，如小柴胡汤时应忌食萝卜，因方中有人参，而萝卜可破坏人参的药效；服截疟药时应在疟疾发作前 2~4 小时服用；服和解少阳药后，要仔细观察患者的体温、脉象及出汗情况。

（3）服调和肝脾药时应配合情志护理，使患者保持心情舒畅，有利于提高疗效。

（4）服调和肠胃药时应注意观察腹胀及呕吐情况，并注意观察排便的性质和量。

（5）因方中多以柴胡为主药，服药时应避免同时服用碳酸钙、硫酸镁、硫酸亚铁等西药，以免产生毒副作用。

五、温法及护理

温法，亦称温阳法，是通过温中祛寒、回阳通络等作用，使寒气去，阳气复，经络通，血脉和的一种方法。适用于脏腑经络因寒邪为病之证。《素问·至真要大论》曰："寒者热之"、"治寒以热"，就是温法的理论依据。寒病成因，或由外感寒邪；或由寒邪直中于里；或其人素体阳虚，以致寒从中生。寒病部位，有在中、在下、在脏、在腑以及在经络之不同。故温法有温中祛寒、回阳救逆和温经散寒之别。

护理方法：

（1）应辨别寒热真假，因人、因时、因地制宜；如素体火旺之人、夏天酷热之季、南方温热之域，剂量一般宜轻，且中病即止。反之，素体阳虚之人、冬天寒冷之季、北方寒凉之域，剂量可适当增加。

（2）生活起居、饮食、服药等护理均以"温"法护之，应注意保暖。

（3）服温中祛寒药，如理中丸时，应在服药后饮热粥少许，有微汗时避免揭衣被。

（4）服温经散寒药时，服药后应注意保暖。

（5）服回阳救逆药时，昏迷患者可鼻饲法用药；服药期间应严密观察患者神志、面色、体温、血压、脉象及四肢回温等情况。如服药后患者汗出不止，厥冷加重，烦躁不安，脉细散无根等，为病情恶化，应及时报告医生，并积极配合抢救。

六、清法及护理

清法，亦称清热法，是通过清热泻火，使邪热外泄，以清除里热的一种方法。《素问·至真要大论》云："热者寒之"、"温者清之"、"治热以寒"，就是清法的理论依据。适用于由温、热、火邪所致的里热证。清法的运用范围较广，尤其在温热病的治疗中更为常用。

护理方法：

（1）保持病室整洁安静，室温、衣被等均宜偏凉。

（2）饮食上应给以清淡易消化的流食或半流食，多食蔬菜水果，鼓励患者多饮西瓜汁、梨汁等生津止渴之品。

（3）汤剂均取汁凉服或微温服。

（4）服药后需观察病情变化，如服白虎汤后，患者体温渐降，汗止渴减，神清脉静，为病情好转；若药后壮热烦渴不减，并出现神昏谵语，舌质红绛，提示病由气分转为气营两燔；若药后壮热不退而出现四肢抽搐或惊厥者，提示热盛动风，应立即报告医师，采取救治措施。

（5）苦寒滋阴药久服易伤脾胃或内伤中阳，必要时添加温胃、和胃药；年老体弱、脾胃虚寒者慎用，或减量服用；孕妇忌用。

七、消法及护理

消法，亦称消导法，即通过消食导滞和软坚散结作用，以使气、血、痰、食、水、虫等积聚而成的有形之邪逐渐消散的一种治法。《素问·至真要大论》云："坚者削之"，"结者散之"。《医学心悟》曰："消者，去其壅也，脏腑、经络、肌肉之间，本无此物而忽有之，必为消散，乃得其平。"由于消法治疗的病证较多，病因也各不相同，所以消法又分消食导积、消痞化癥、消痰祛水、消疳杀虫、消疮散痈等。

护理方法：

（1）消导之剂，要根据其方药的气味清淡、厚薄之别，采用不同的煎药法。如药味清淡，取其气者，煎药时间宜短；如药味重厚，取其质者，煎药时间宜长。

（2）服药期间饮食宜清淡、易消化，勿过饱，婴幼儿应注意减少乳食量，必要时可暂时停止喂乳。

（3）应用消食导滞剂，应观察患者大便的性状、次数、质、量、气味和腹胀、腹痛及呕吐情况等；若泻下如注，次数频繁或出现眼窝凹陷等伤津脱液表现时，应立即报告医生。应用消痞化积药，应注意患者的局部症状，如疼痛、肿胀、包块等，详细记录癥块大小、部位、性质、活动度、有无压痛、边缘是否光滑。

（4）汤剂宜在饭后服用。与西药同服时，应注意配伍禁忌，如山楂丸味酸，忌与胃舒平、碳酸氢钠等碱性药物同服，以免酸碱中和，降低药效。

（5）不可久服，中病即止；年老、体弱者慎用；脾胃虚弱者及孕妇禁用。

八、补法及护理

补法，亦称补益法，是针对人体气血阴阳，或某一脏腑之虚损，给以补养的一种治疗方法。《素问·三部九候论》云："虚则补之"；《素问·阴阳应象大论》云："形不足者，温之以气，精不足者，补之以味"；都是指此而言。补法的内容很多，既有补阴、补阳、补血、补气、补心、补肝、补脾、补肺、补肾之分，又有峻补、平补之异，更有兼补、双补、补母生子之法。

护理方法：

（1）根据患者的临床症状调整病室的温度、湿度，合理安排生活起居，做到起居有常，适当锻炼身体，保持充足睡眠，提高抗病能力。

（2）补益药大多质重味厚，汤剂宜文火久煎，阿胶需烊化，贵重药物应另煎或冲服，宜空腹或饭前服下。

（3）饮食调护上应对证进补，阳虚者，可选用牛、羊肉和桂圆等温补之品，忌生冷瓜果和凉性食品；阴虚者应选用银耳、甲鱼等滋阴食物，忌烟、酒及辛温香燥、耗津伤液之品；气虚者可选用山药、母鸡人参汤、黄芪粥等健脾、补肺、益气之品，忌生冷饮食；血虚者可选用动物血、猪肝、大枣、菠菜等补血养心之品；冬季宜温补，夏季宜清补。应忌食萝卜、浓茶及纤维素多的食物，以减缓排泄，促进吸收。

（4）虚证患者大多为大病初愈或久病不愈等情况，易产生悲观、紧张、焦虑不安等情绪，护理人员应做好患者的心理疏导工作，给予精神上的安慰和鼓励，引导患者正确对待疾病，保持乐观情绪，树立战胜疾病的信心。

（5）服药期间应注意观察生命体征、血色素、体重等情况；若遇外感，应停服补药，以防"闭门留寇"。

（6）虚羸不足之证，多病势缠绵，久治不愈，病程较长，应鼓励患者坚持用药。

第三节　辨时给药法

中药是中医治疗疾病的重要手段，在中医时间医学中则体现为依月律立法用药和据昼夜节律择时服药。辨时给药，强调不同的药物，不同的病证，应选择相应的时间服药，而不是百病治疗皆取相同的一日三次、两次的服药法。因此，辨时给药法是在昼夜周期中，在人体生命节律的基础上，根据不同的治疗目的、方药性能、病位所在脏腑的节律特性，选择符合生理节律的服药时间，从而激发相应的生理机能，达到时间节律与生命节律的和谐，以提高药物效应的一种服药方法。

一、辨时给药的意义

辨时给药的意义在于：根据生理节律的变化时间，服用相应的治疗用药，激发人体生理活动中不同生理机能的高潮与药物的效能协调，同时，利用人体的生理高潮，使药物产生最大作用，从而激发机体的抗病能力，提高药物治疗效果，降低毒副作用。

二、时药与时禁

四季不同，立法有异，用药自然随之有别，中医时间医学将其概括为"时药"与"时禁"。所谓时药，是不论患何种疾病，除了辨证施治外，还要根据四季不同，配伍时令性药物，以适应四季气候的特点。所谓时禁，是指不论患何种疾病，除了辨证施治外，还要根据四季不同，注意避免配伍某些药物。

三、常用辨时给药法

服药时间的选择，宜与日周期中阴阳消长，气机升降节律相应。如补阳、升散方药，一般应于阳旺气升时服用；补阴、沉降类方药，应于阴旺气降时服用。根据这一规律，传统的辨时服药，按日周期划分为两个时区，即清晨至午前，阳旺气升时区；午后至子前，阴旺气降时区。

（一）宜于早晨或上午服用的方药

清晨至午前，人体阳气处于上升旺盛的时期。为适应这一生理状态，并使药物在体内最有效地发挥治疗作用，补阳补气类方药，药势趋上的催吐、发汗、透表类方药，一般宜于这一时区服用。即所谓阳药服于阳时，升药服于升时。此外，行气利湿类方药，虽然药势趋下，但其药效的发挥需要阳气的温运，与早晨阳气转旺关系密切，也宜于清晨服。

1. 补益阳气类方药宜清晨或上午服用 这一类方药以温肾阳、补脾阳药物为其代表。温肾阳药以清晨五更时服用为宜；肾阳于五更初开，渐次旺盛，初开时助其生，阳气易于恢复。补脾胃阳气的药宜上午服用，益气升阳药宜午前服用，是取其"阳旺气升之时，使人之阳气易达也"；如补中益气汤、参术调中汤、升阳益胃汤、人参益气汤等。

2. 发汗透表药宜于午前服用 发汗解表药宜于午前服用，因为午前人体阳气旺盛，借阳气升浮之力，使药力升散，易趋肌表，而午后气机趋于沉降时，则药力不易达于肌表；如麻黄汤、桂枝汤、九味羌活汤等，"俱宜午前发汗，午后不宜"。走表透邪类方药，均宜午前服用。

3. 催吐药宜于清晨服用 清晨取吐，可顺应人体之气的升浮，有利于祛除高位病邪。如痰饮之邪可随气机升降而流行上下，清晨乃气升痰邪也随之上涌之际，这时行吐法，效果最好。

4. 行气利湿药宜于清晨服用 行气利湿药多为苦辛通降，淡渗下利之品。药势趋下，于清晨服用，似与升药用于升时的规律不合。但是，温阳才能行水，化气才能利湿，行气利湿药效用的发挥，需借助阳气的温运。清晨人体阳气正处于转旺阶段，这时显然是行气利湿药服用的最佳时机。

（二）宜于午后至夜间服用的方药

午后及夜间的子夜时前是人体气机下降，阴气转旺的时区。为了适应这一生理变化，并使药物在体内最有效地发挥作用，某些方药，如药势趋于降下的泻下类方药、补养阴血、安神镇静类方药，一般宜于午后或夜间服用。这与"阴药服于阴时，降药服于降时"的规律相吻合。

1. 滋养阴血药宜于夜间服用 阴血属阴，夜间阳降阴升，是阴气旺的时间，人体阴气也旺于夜间。阴血的滋生，随人体阴气的旺盛而增强。滋养阴血的药物夜间服用，值阴气当盛的时候，能有效地促进阴血的滋生。因此，根据阴阳昼夜的消长节律，滋阴养血类药物最适宜的服用时间是夜间，如当归六黄汤等。

2. 安神药宜于夜卧时服用 安神类方药具有镇静催眠作用，主治夜卧不宁、失眠等病证。这类方药常由滋养阴血与重镇药物配伍组成。所以，于夜卧时服用，既可起到镇静催眠的目的，又符合阴药服于阴时的规律，如酸枣仁汤、珍珠母丸等。

3. 泻下药宜于午后或暮夜服用 历代医家对泻下药的服用时间，大致有三种观点。即泻下药宜在气机下降的时区服用，而不宜在气升的午前进药。

（1）午后进药：如李东垣认为，泻下药"乃当日已午之后，为阴之分时下之，是谓善攻"；"午前为阳之分，不可下之"。

（2）日晡时进药：如清代张隐庵指出："大法秋宜下之，日晡人气收降，乃一日之秋也。因服下药，亦顺天时之大体。"

（3）入夜时服：这种服药时间，临床运用最为普遍，如抵挡丸下蓄血等在服法上皆为入夜时进药。

（三）定时发作性疾病宜发病前服药

如治疗疟疾的药物，宜在发作前服。又如黄一峰老中医治疗湿温病，主张服药时间"应争取在上午热势未张之际，截除邪路，效果更好"。

（四）按经脉气血流注节律辨时给药

由于经脉气血的循行，随着时间的不同而呈现周期性的节律，根据这个规律来择时服药，即可提高疗效。

四、现代医学对时间药理学的认识

自然界各种形式的生命活动，其经历过程既不是均匀连续的，也不是随机变化的，而是呈严格的时间有序性，即节律性。生物节律广泛存在于各种生物的生命活动中，而且反映于生命活动的各个层次。生物节律是生命的基本特征之一。

（一）生物节律与药物作用的时间节律性

研究表明，人类的各种生命活动多数呈节律周期性变化。就其范围而言，既有宏观的生理变化（如器官、系统生理功能），也有细胞、亚细胞水平的生化指标；就其频率而言，有些生物节律频率很高，呈毫秒、秒极等，也有的节律频率很低，长达月、季、年等。最常见的是昼夜节律。人体生理、生化功能的节律性变化必然会影响药物在体内的代谢过程、药物疗效及药物毒性。例如，已知人的吸收功能、血容量、组织供血量、血浆蛋白结合率、肝肾功能等均呈昼夜节律变化。这种改变会使药物在人体内的吸收、分布、代谢、排泄等过程出现昼夜节律改变，因而使药物的动力学过程及其参数出现相应的同步变化。时间药理学即是研究药代动力学的节律性变化及其与机体生物节律的关系。不仅各种靶器官、靶组织、靶细胞的功能及其对药物的敏感性存在节律性变化；各种受体的数目、对药物的反应性也存在节律性变化。这些因素都会影响药物疗效及其毒副反应。近年来受到关注的时间治疗学，即是按照机体生理学及病理学的生物节律的特点，制定最佳服药时间，以收到防、治疾病的最佳疗效，降低毒副反应。它为临床合理安全服药，提供了一个新途径。

（二）药物时间疗法

药物时间疗法打破了传统药物治疗以剂量为中心的观念，将选择最佳服药时间这一新标准列入用药方案的设计之中。

1. 对非节律障碍疾病的药物时间疗法 这是目前研究较多的治疗方法。它是根据机体对药物敏感性存在的节律性变化，机体某些生理、生化功能和内分泌等存在的节律变化，某些疾病的发病、症状存在的节律变化，药物动力学的节律性变化等因素而设计的服药方案，使用药时间处于治疗作用最佳状态、毒性反应最低时间，以获得最理想的效果。如糖皮质激素的上午一次的服药方案，是根据其分泌的昼夜节律设计的；抗癌药物的"波动式服药"方案，是依据肿瘤组织对抗癌药物敏感性的节律设计的；治疗风湿性关节炎的凌晨服药法，是根据该病症状发作有"晨僵"的现象而设计的；抗溃疡药夜间服用，是根据胃酸分泌的昼夜节律设计的。

2. 对节律障碍疾病的药物时间疗法 选用能影响生物节律的药物对其加以纠正，可望使节律障碍性疾病得以治疗。抑郁症发病与患者生物节律周期缩短，相位前移有关，锂剂可以使许多生物节律的周期延长，故可治疗躁狂抑郁症。

3. 非药物性时间疗法 此法是根据已知的生物节律而设计的一些治疗方法。如利用肿瘤组织敏感性及宿主反应的生物节律，选择放疗的最佳时间，可使放疗效果提高，副反应减少；根据机体特异性免疫反应的昼夜节律，设计器官移植的最佳时间，可使宿主排斥反应降至最低限度。根据生物节律特点，尚可通过一些措施纠正紊乱的生物节律，使之恢复正常。如抑郁症患者因生物节律紊乱而发病，采用人工强光照明疗法及人工失眠疗法，可以纠正紊乱的节律，治疗效果良好。此类方法疗效可靠，方便易行，又可避免用药的毒副作用，具有广阔的发展前景。

第四节　常用中草药中毒解救及护理

中草药大多是天然动植物，药性平和，疗效确切。但也有部分药物有一定的毒性，可引起各种不良反应甚至中毒。事实上，中药毒性在我国历代中药文献中早有记载。汉代《神农本草经》中将所载 365 种中药分为"上、中、下"三品，有"有毒"、"无毒"之分，大体是把攻病愈疾、药理作用强的药物称"有毒"，把久服补虚、药理作用平和的药物称"无毒"。而现代意义的毒性，是指药物对机体的实质性损害作用。下面简要介绍常见中草药中毒的解救及预防措施。

一、常用易中毒中药的分类

（一）按毒性大小分类

根据临床应用药物的经验，将有毒中草药按其毒性大小，归纳成大毒、小毒两类，大毒药物有砒石（红砒、白砒）、砒霜、水银、生白附子、生附子、生川乌、生草乌、斑蝥、青娘子、生马钱子、生巴豆、生半夏、生天南星、生狼毒、藤黄、生甘遂、曼陀罗（洋金花）、生千金子、生天仙子、蟾酥、雪上一枝蒿、轻粉、红粉、白降丹、雄黄等。小毒药物有细辛、白花蛇、白果、贯众、鸦胆子、山慈菇、泽漆等。

（二）按毒物所含的化学成分分类

生物碱类：生川乌、生草乌、附子、生马钱子、曼陀罗、天仙子、莨菪叶等；毒苷类：万年青、蟾酥、苦杏仁、天南星等；毒蛋白类：巴豆、蜈蚣、蝎毒等；金属元素类：水银、砒霜、砒石、雄黄、硫黄等。

（三）按临床症状分类

1. 神经系统反应　作用于整个神经系统，其中毒的症状包括感觉功能、运动功能和思维功能的障碍或丧失，患者常因病情严重而死亡。常见的药物有马钱子、商陆、莨菪、细辛、乌头、箭毒、苦杏仁等。

2. 呼吸系统反应　罂粟类等中毒会导致严重的呼吸抑制而造成患者死亡。另外，某些能释放胺类等有毒物质的花粉或种子，可引起支气管痉挛、哮喘、呼吸困难等症状，严重者还可出现血压下降等，最后导致患者死亡。常见的药物有苦杏仁、乌头等。

3. 消化系统反应　商陆、水银、泽漆、木通和其他毒蛋白、毒苷、铅类中毒者可出现口干、流涎、恶心、呕吐、腹痛、腹泻、血便、烦躁乏力等不同消化系统反应。

4. 泌尿系统反应　雷公藤、斑蝥、马兜铃中毒可引起血尿；万年青、巴豆等中毒可出现少尿。

5. 免疫系统反应　中草药中有的毒素成分会暂时或长久地干扰和破坏免疫系统，造成各种过敏反应。较常见的症状有过敏性休克、过敏性鼻炎、过敏性哮喘、过敏性皮肤病等。常见的药物有鱼腥草、大青叶、鸦胆子、青蒿、一点红、毛冬青等。

6. 精神性中毒反应　某些有毒中草药会产生氨基酸、植物碱、配糖体等多种化合物，进入人体后，产生精神错乱、狂躁、兴奋、幻觉、幻听等症状。如曼陀罗、大麻等；另外夹竹桃、马钱子也具有这种毒性。

二、中草药中毒的解救及护理

（一）中草药中毒的解救

1. 一般处理原则

（1）快速排除尚未吸收的毒物：①清洗中毒部位，如皮肤表面或黏膜，用清水充分洗涤；对于非水溶性的毒物，则可选用适当溶剂。②口服药物中毒首选洗胃，在服药后 4～6 小时内，胃肠中尚有大部分未被吸收的毒物，洗胃是避免毒物从消化道吸收最有效的方法。洗胃是否彻底及时，关系抢救的成败。③不宜洗胃或病情轻而又合作的清醒患者，可采用催吐法。以手指等机械法刺激喉部，配合口服催吐剂使其呕吐。若患者不易灌服催吐剂时，即可遵医嘱皮下注射 5%～10% 阿朴吗啡，可在短时间内达到催吐的目的，但惊厥或高抑制状态患者不宜使用。④为迅速排出已经进入肠道的毒素或残留于肠道的毒素，可采用25%~50%的硫酸钠或硫酸镁溶液口服导泻，或用生理盐水、肥皂水灌肠。因硫酸镁有时也会被肠道吸收，故中枢抑制性中毒反应者不宜使用。⑤洗胃或催吐后给患者服用活性炭20~30g，可吸附生物碱及金属等毒物，减少毒物经消化道吸收。同时，让患者喝浓茶，因茶叶中含有大量鞣酸，可与部分有毒生物碱或重金属结合形成沉淀物，阻止人体对毒素的吸收。⑥在服用吸附、沉淀及保护剂后，应结合导泻使毒素尽快排出体外。如果有毒中草药可腐蚀肠黏膜时，应先让患者服下植物油、牛奶、蛋清、豆浆、淀粉等，以保护肠黏膜。

（2）加速已吸收毒物的排出和解毒：如果有毒药物部分已被肠黏膜吸收进入血液和组织时，必须进行解毒和加速已吸收毒物的排出。如果已知中毒药物，可根据中毒药物性质、成分、作用部位而选择不同的方法和解毒剂。如应用利尿剂、解毒剂、血液透析、腹膜透析、中药解毒剂等。中药解毒剂很多，最常用的药物有绿豆、甘草、生姜、蜂蜜等。如果确知中毒药物名称时，可根据中药的"相杀"、"相畏"配伍原则，使用中药解毒。

（3）支持疗法和对症处理：根据具体情况，及时予以支持疗法和对症处理。

2. 针刺疗法 一般解毒取曲池、三阴交；呼吸困难取内关；呕吐取中脘、内关、足三里；牙关紧闭取颊车、合谷；昏迷取人中、涌泉。

（二）中草药中毒的护理

1. 严密观察病情变化

（1）中草药中毒患者病情急、变化快，护士应严密观察其神志、瞳孔、体温、脉搏、呼吸、血压等变化并及时记录。同时，应记录中毒时间、症状、毒物种类、处理过程等。

（2）药物中毒情况不明时，应配合医生仔细询问服药史、过敏史、既往病史等，并留取血、尿标本。针对可疑药物，应取呕吐物、胃内洗出物等作毒物定性或定量分析等。

（3）仔细观察患者的其他伴随症状，如有无呕吐、腹痛、血便、血尿等，观察呕吐物、排泄物性状。

（4）出现心血管系统损害症状的患者，如心律紊乱、血压下降等，应给予心电监护，及时发现和报告异常情况，遵医嘱应用抗心律失常及其他血管活性药物，并观察用药效果。

（5）呼吸困难者及时给氧，呼吸衰竭者给予兴奋呼吸中枢药物，有呼吸窒息和呼吸衰竭危险时应准备气管切开包，配合医师做好抢救。

（6）有呕吐、腹泻症状的患者，注意观察有无脱水症状，适量输液，以维持水与电解质的平衡。

（7）催吐、洗胃时应注意避免异物吸入气管，以免造成窒息或肺部感染。虚脱和休克患者洗胃时应严密观察心率、脉搏的变化。肝硬化等易出现上消化道出血的患者应随时观察洗出的胃内容物，了解患者有无心慌、烦躁、反应淡漠等休克前期表现。

2. 饮食 中毒患者早期食欲差，宜进流食。口服中毒者常有消化道的损害，在恢复期宜进营养丰富、易于消化的食物，并少食多餐，不宜过饱。遵守不同药物中毒的饮食宜忌，如雷公藤中毒者还应注意给予低盐饮食。

3. 休息 急性中毒患者应卧床休息，保持室内空气新鲜，病室温度及湿度适宜。惊厥患者宜安置于安静的单人房间，光线宜暗。各项检查、治疗尽量集中处置，保持安静，避免声响，以减少对患者的各种不良刺激。烦躁不安者给予半衰期较短的镇静剂，必要时加床边护栏，防止坠床。

三、中草药中毒的预防

近年来，随着世界范围内回归自然的潮流和我国中医药事业的蓬勃发展，以及中医中药国际化步伐的加快，越来越多的人使用各种中药治疗不同疾病。根据有关资料报道，20 世纪 80 年代中药中毒案例是 50～70 年代总和的 4 倍，从引起不良反应的药物品种、数量来看，均呈上升趋势，中药材已达 243 味，中药制剂达 200 种。因此，正确认识和预防中药中毒，对提高临床疗效和维护人类健康极为重要。其预防原则如下：

（1）在中医理论指导下正确用药，坚持辨证施护。

（2）根据患者的病情、年龄、体质等因素严格掌握使用剂量。

（3）严格执行国家有关中药、中成药管理有关规定。

（4）合理配伍，以降低药物的毒性和不良反应。

（5）遵守炮制工艺，注意正确用法。

（6）加强健康宣教，防止盲目用药。

（7）建立药物不良反应监测制度，完善监测网络体系。

附：常见中草药中毒解救方法

（一）半夏中毒

半夏为天南星科植物，药用其块茎，性味辛温，有毒，入脾胃经。具有降逆止呕、燥湿化痰、消痞散结之功效。

1. 临床表现　①黏膜刺激征：轻者口舌、咽喉麻木无感觉，重者口腔咽喉肿胀疼痛、烧灼流涎、言语不清、张口困难。②呼吸系统症状：呼吸困难或不规则，甚至呼吸肌麻痹、呼吸停止。③全身症状：头痛、轻度发热、心悸、面色苍白、出汗，重则四肢麻痹。

2. 处理

（1）常规处理：先以药物或物理刺激催吐，继以 0.5％明矾溶液或 1％鞣酸或 0.02％高锰酸钾溶液或浓茶洗胃，口服硫酸钠或硫酸镁 30g 导泻。

（2）口服吸附剂、沉淀剂和胃黏膜保护剂。

（3）以生姜 30g、防风 60g、甘草 15g，煎汤 2 碗，先含漱一半，后内服一半。或嚼服生姜或口服生姜汁，先含于口中，略漱，徐徐咽下。或用醋 30～60ml，加姜汁冷漱和内服。或用生姜汁 5ml、明矾 3g，调匀内服，或服万能解毒剂。

（4）抽搐痉挛时，给予解痉药物水合氯醛等，但因半夏中毒表现为先兴奋后抑制，故镇静药要慎用，可针刺人中、合谷、涌泉等穴。

（5）呼吸困难或麻痹者可给予吸氧，人工呼吸，注射可拉明、洛贝林或用呼吸三联针；必要时行气管切开术。

3. 预防 慎用生半夏，必要时遵医嘱；炮制要规范，单纯姜汁不能破坏其有毒成分，应配合白矾加工炮制；不与乌头、附子配伍，二者反半夏；阴虚燥咳、血证、热痰患者禁用；教育儿童不要刨食生半夏根茎及叶。

（二）乌头中毒

乌头为毛茛科植物，其性味大辛大热，有毒，入心、脾、肾经。有回阳救逆、温脾肾、散寒之功效。

1. 临床表现 首先出现唇、舌及四肢发麻、恶心，继而出现运动不灵活、头昏眼花、烦躁不安、呕吐、视力模糊、语言不清、心慌、面白、痛觉减退，严重者心律失常、血压下降，甚至突然抽搐、昏迷、瞳孔散大、心跳呼吸停止而死亡。

2. 处理

（1）常规处理：按中药中毒一般原则处理。

（2）中药解毒：①用肉桂泡水催吐；②用生姜200g、甘草50g，水煎服；③用绿豆200g、甘草100g，水煎服；④用甘草6g、生姜6g、绿豆30g、防风10g，水煎服。

（3）食物疗法：①大豆或绿豆汤内服；②蜂蜜豆浆（一碗豆浆加蜂蜜50g）内服；③三豆汤（黑豆30g、绿豆30g、赤小豆30g、甘草12g，煎汁）顿服。

3. 预防 严格控制用量，不可过量服用；入汤剂时应先煎30~60分钟；在炮制和晾晒过程中，应有专人看管，以免儿童或成人误作食物食用（临床报道有将其作为熟红薯干食用而中毒死亡者）。

（三）洋金花中毒

洋金花（曼陀罗）性味辛温、有毒，其种子、茎叶均可入药。其花冠有定喘、止痛之功效；茎叶有麻醉、止痛之功效；种子有止痛之功效。

1. 临床表现 头晕、口干渴、皮肤潮红、无汗、呕吐烦躁、视力模糊、瞳孔散大，部分患者有猩红热样皮疹，多数有心动过速、体温上升等，少数有小便失禁、结膜充血、血压升高、嗜睡、声音嘶哑、尿潴留等。严重者四肢发冷发麻、末梢发绀、抽搐、昏迷而死于呼吸衰竭。

2. 处理

（1）尽快清除毒物，可采用催吐、洗胃、导泻等方法。并内服鸡蛋清（用鸡蛋10个，取蛋清灌服）。

（2）中药解毒：①多吃红糖，口含米醋；②甘草120g煎服；③频服浓茶水；④绿豆衣120g、银花60g、连翘30g、甘草15g，加水至1000ml，煎至200ml，每次服20ml，每2小时1次。

3. 预防 不可过量服用和吸入洋金花；避免洋金花接触眼结膜。

（四）马钱子中毒

马钱子性味寒，有毒。具有散热、消肿、止痛等功效。

1. 临床表现　初有嚼肌、颈肌抽动、吞咽困难、窒息感，继则紫绀、大汗、角弓反张、牙关紧闭、面肌痉挛呈苦笑状，每因呼吸麻痹而死亡。受外界风、光、声刺激可立即引发强直性痉挛，持续数分钟。神志始终清醒。

2. 处理　按中药中毒一般处理原则处理，并立即将患者置于安静的暗室，避免外来刺激。为防止惊厥，可在 100ml 水中加入鞣酸 1g，或复方碘溶液 1~2ml，给患者灌肠。不能进食者，要尽早采用鼻饲，以补充营养。禁用酸性饮料、阿片类及内服酸类药物。

3. 预防　不可滥用或过量使用；严格炮制加工；孕妇及婴幼儿禁用，老弱者慎用。

（五）巴豆中毒

巴豆性辛味热，有大毒。是峻泻药，临床上主要用于攻下。

1. 临床表现　有明显的消化道刺激症状，如流涎、恶心、呕吐、吐物带血、腹痛、水泻、大便中含有黏液及肠黏膜。部分患者出现肌肉痉挛、黄疸、尿路刺激症状等。严重者有脱水、虚脱、谵语、休克等症状。

2. 处理

（1）按中药中毒一般处理原则处理。

（2）保护胃黏膜，迅速给予牛奶、豆浆、蛋清，以减少药物对胃肠壁的腐蚀作用。给黄连水、冷水、大豆汁口服；或黄连粉 6g，与大、小豆汁同服；或捣烂芭蕉叶榨汁饮服。

3. 预防　严格掌握服药剂量及适应证；孕妇、老幼及肝肾功能不全者禁用；加工巴豆时应注意防护，避免直接接触；避免儿童误食。

（六）白果中毒

白果又名银杏，药用其核仁。其性平、味甘苦涩。具有定痰喘、止带浊之功效。白果以绿色的胚芽毒性最大。

1. 临床表现　呕吐、腹痛、腹泻；呼吸急促、紫绀、喉中痰鸣、甚则呼吸衰竭；恐惧、惊叫、大小便失禁、感觉减退、抽搐，严重者昏迷。

2. 处理　按中药中毒一般处理原则处理。对末梢神经功能障碍者，可用维生素 B_1、B_{12} 等穴位注射治疗；或用白果壳 100g 水煎服。

3. 预防　不可过量服用或作食物食用；白果仁的红白色皮含毒素较多，入药时宜去掉；不要生食。

（七）蟾蜍中毒

蟾蜍性温味甘、辛，有毒。具有解毒消肿、止痛之功效。

1. 临床表现　初期表现为上腹部胀闷不适，继之恶心呕吐、腹痛腹泻，严重时可见脱水症状；或有口唇四肢发麻、视物不清、头晕嗜睡、甚则昏迷抽搐、膝反射异常；或有心动过速、心律不齐、脉搏缓弱、甚则面色苍白、口唇紫绀、四肢厥冷、手足心及额头汗出、血压下降、心跳停止。误入眼中时，可致眼部疼痛剧烈、泪流不止、眼睑浮肿、结膜充血、甚则角膜溃疡。

2.处理　按中药中毒一般处理原则处理，为解除过度兴奋的迷走神经对心脏的作用，遵医嘱使用阿托品 0.5～1mg，每日 3～4 次，重者静脉注射，直至心律紊乱消失。抽搐者可针刺人中、合谷、太冲、内关、涌泉等穴位。误入眼中时，可用紫草汁滴眼或冲洗。

3.预防　严格控制剂量，不可过量内服；防止误食。

第七章

经络腧穴

经络是经脉和络脉的总称，它遍布于全身，如同灌溉的渠道一样，有主干、有分支；经脉是主干，分布较深，呈上下纵行走行，有一定的数目、名称和循行径路；络脉是经脉的分支，分布浅表，数目较多；从络脉再分出的细小分支叫孙络，其数目无法计数，分布于周身，构成网络。

《灵枢·海论》指出："夫十二经脉者，内属于腑脏，外络于肢节。"指出经脉在内部各络属于五脏六腑，且表里相合；在外部联络皮、肉、筋、骨，从而将人体脏腑、组织、器官与四肢百骸联系起来，成为一个有机的整体，使人体各部的功能得以协调和平衡。《灵枢·经别》记载："夫十二经脉者，人之所以生，病之所以成，人之所以治，病之所以起，学之所始，工之所止也。"进一步说明了经络在生理、病理、诊断、治疗等方面的重要意义，对中医临床各科均有指导作用。

第一节 经络学说的形成

经络学说是古代劳动人民在长期的医疗实践中，不断观察总结而逐步形成的。据文献资料分析，其形成主要有以下途径。

一、针灸等刺激的感应和传导的观察

古代医学家针刺、按压某个部位时，患者会产生酸、麻、胀、重等感应，以及温针灸时的热感由施灸部位可向远处沿一定路线扩散，在长期的观察实践中，逐步产生了人体各部复杂而又有规律的联系通路的概念，从而提出经络分布的轮廓。

二、腧穴功效的总结

通过长期的针灸实践，人们发现主治范围基本相同的穴位往往有规律地排列在一条路线上，古代医学家把作用相似的穴位进行归纳分类，逐步构成经络的联线。如三阴交穴可治腹胀、泄泻、痢疾、月经不调等，而隐白、阴陵泉、公孙等穴也能治疗腹胀、泄泻等症，将这些穴位联系在一起，这就构成了足太阴脾经的体表循行。

三、解剖生理知识的启发

古代医学家在一定程度上认识了内脏的位置、形态及某些生理功能。如《灵枢·经水》记载："若夫八尺之士，皮肉在此，外可度量切循而得之，其死可解剖而视之，其脏之坚脆、

腑之大小、谷之多少、脉之长短、血之清浊、气之多少……皆有大数。"这些对认识经络有一定的启发。

四、体表病理现象的推理

内脏的病变，往往通过经络的传导作用反映于体表，在体表就出现了一些病理现象，如皮疹、结节、压痛、色泽变化等异常反应；反过来，通过对异常反应的分析，可以推断某一内脏的病理变化，这是经络学说形成的依据之一。

第二节　经络系统的组成

经络系统由经脉和络脉组成，其中经脉包括十二经脉、奇经八脉，以及附属于十二经脉的十二经别、十二经筋、十二皮部；络脉包括十五络脉和难以计数的孙络、浮络。经络系统的组成如下（表7-1）。

表7-1　经络系统的组成

```
                                        ┌ 手太阴肺经
                           手三阴经 ┤ 手厥阴心包经
                                        └ 手少阴心经

                                        ┌ 手阳明大肠经
                           手三阳经 ┤ 手少阳三焦经
                                        └ 手太阳小肠经
                  十二经脉 ┤
                                        ┌ 足阳明胃经
                           足三阳经 ┤ 足少阳胆经
                                        └ 足太阳膀胱经

                                        ┌ 足太阴脾经
                           足三阴经 ┤ 足厥阴肝经
           经脉 ┤                   └ 足少阴肾经
                                                    ┌ 十二经别
                                              ──────→ ┤ 十二经筋
                                                    └ 十二皮部
                                        ┌ 任脉
                                        │ 督脉
                                        │ 冲脉
  经络 ┤            奇经八脉 ┤ 带脉
                                        │ 阴维脉
                                        │ 阳维脉
                                        │ 阴跷脉
                                        └ 阳跷脉

                                        ┌ 十五络脉
           络脉 ┤ 孙络
                                        └ 浮络
```

一、十二经脉

十二经脉即手三阴经（肺、心包、心）、手三阳经（大肠、三焦、小肠）、足三阳经（胃、胆、膀胱）、足三阴经（脾、肝、肾）的总称，它们是经络系统的主体，故又称为十二"正经"。

（一）十二经脉的命名

十二经脉的名称是古人根据阴阳消长所衍化的三阴三阳，结合经脉循行的特点，以及与脏腑间的络属关系而确定的。如循于上肢内侧的经脉属阴，根据阴气的盛衰特点，分为手太阴、手少阴、手厥阴，其中手太阴与肺相属，称之为手太阴肺经；手少阴与心相属，称之为手少阴心经；手厥阴与心包相属，称之为手厥阴心包经。手阳明大肠经、手太阳小肠经、手少阳三焦经、足阳明胃经、足太阳膀胱经、足少阳胆经、足太阴脾经、足少阴肾经、足厥阴肝经，也是根据这个原则而命名。

（二）十二经脉体表分布规律

十二经脉在体表左右对称地分布于头面、躯干和四肢，纵贯全身。凡属六脏的经脉称为阴经，分布于四肢内侧及胸腹部，上肢内侧为手三阴经（前为太阴，中为厥阴，后为少阴），下肢内侧为足三阴经（前为厥阴，中为太阴，后为少阴，至内踝上 8 寸处厥阴与太阴交叉后，其排列为太阴在前，厥阴在中，少阴在后）。凡属六腑的经脉称为阳经，分布于四肢外侧、头面、躯干部，上肢外侧为手三阳经（前为阳明，中为少阳，后为太阳），下肢外侧为足三阳经（前为阳明，中为少阳，后为太阳）。

（三）十二经脉表里络属关系

十二经脉在体内与脏腑相连属，阴经属脏主里，阳经属腑主表，一脏配一腑，一阴配一阳，形成了表里络属关系。即手太阴肺经与手阳明大肠经相表里，足阳明胃经与足太阴脾经相表里，手少阴心经与手太阳小肠经相表里，足太阳膀胱经与足少阴肾经相表里，手厥阴心包经与手少阳三焦经相表里，足少阳胆经与足厥阴肝经相表里。互为表里的经脉在生理上密切联系，病变时相互影响，治疗时相互作用。

（四）十二经脉的循行走向

手三阴经从胸走手，手三阳经从手走头，足三阳经从头走足，足三阴经从足走腹（胸）。

（五）十二经脉的交接规律

阴经与阳经在手足末端交接，如手太阴肺经在食指与手阳明大肠经交接，手少阴心经在小指与手太阳小肠经交接，手厥阴心包经在无名指与手少阳三焦经交接，足阳明胃经在足大趾与足太阴脾经交接，足太阳膀胱经在足小趾与足少阴肾经交接等。同名阳经在头面部交接，如手阳明大肠经和足阳明胃经均通过鼻旁，手太阳小肠经与足太阳膀胱经均通过目内眦，手少阳三焦经和足少阳胆经均通过目外眦。手三阴与足三阴分别在胸中交接，如足太阴脾经与手少阴心经交接于心中，足少阴肾经与手厥阴心包经交接于胸中，足厥阴肝经与手太阴肺经交接于肺中。

（六）十二经脉循行流注

十二经脉由肺经开始，经十二脏腑到肝为止，构成了周而复始，如环无端的传注系统，将气血输送全身，营养并维持各组织器官的功能活动（表7－2）。

表7－2　十二经脉流注概况表

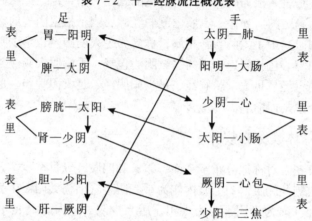

二、奇经八脉

奇经八脉即别道奇行的经脉，是督脉、任脉、冲脉、带脉、阴维脉、阳维脉、阴跷脉、阳跷脉的总称。因为它们既不直属脏腑，又无表里配合关系，"别道而行"，故称"奇经"。八脉中的督脉、任脉、冲脉皆起于胞中，同出于会阴，称为"一源三歧"。

奇经八脉交错地循行分布于十二经之间，其主要作用体现于两方面。其一，沟通了十二经脉之间的联系，将部位相近、功能相似的经脉联系起来，达到统摄有关经脉气血、协调阴阳的作用；其二，对十二经脉气血有着蓄积和渗灌的调节作用，当十二经脉及脏腑气血旺盛时，奇经八脉能加以蓄积，当人体功能活动需要时，奇经八脉又能渗灌供应。

三、十五络脉

十二经脉和任、督二脉各自别出一络，加上脾之大络，共有十五条，称为十五络。它们分别以十五络所发出的腧穴命名，其作用是加强表里经的联系，沟通表里经的经气及腹、背和全身经气，以输布气血，濡养周身。

四、十二经别

十二经别是从十二经脉分出的较粗大的深入体腔的支脉。其作用是补充十二经脉循行的不足，加强表里经在体内及头面部的联系，并扩大了经穴的主治范围。

五、十二经筋

十二经筋是十二经脉之气结聚于筋肉关节的体系，是十二经脉的外周连属部分。其作用是约束骨骼，利于关节屈伸活动，以保持人体正常的运动功能。

六、十二皮部

十二皮部是十二经脉功能活动反映于体表的部位，也是络脉之气散布的所在。其作用是抗御外邪，反映病证。

第三节　经络的作用及经络学说的临床应用

一、经络的作用

（一）联络脏腑、沟通表里

《灵枢·海论》指出："夫十二经脉者，内属于腑脏，外络于肢节。"人体的五脏六腑、四肢百骸、五官九窍、皮肉筋骨等组织器官，之所以保持相对的协调与统一，完成正常的生理活动，是依赖经络系统的联络沟通而实现的。经络中的经脉、经别与奇经八脉、十五络脉，纵横交错，入里出表，通上达下，联系人体各脏腑组织；经筋、皮部，联系肢体筋肉皮肤，加之细小的浮络和孙络联系人体各细微部分。这样，经络将人体联系成了一个统一的整体。

（二）运行气血、濡养全身

《灵枢·本藏》指出："经脉者，所以行血气而荣阴阳，濡筋骨，利关节者也。"气血是人体生命活动的物质基础，全身各组织器官只有得到气血的濡润才能完成正常的生理功能。经络是人体气血运行的通路，能将营养物质输布到全身各组织器官，使脏腑组织得以营养，筋骨得以濡润，关节得以通利。

（三）抗御外邪、保卫机体

营气行于脉中，卫气行于脉外，经络能"行血气而营阴阳"，使营卫之气密布周身，在内和调于五脏，洒陈于六腑；在外抗御病邪，防止内侵。外邪侵犯人体由表及里，先从皮毛开始，卫气充实于络脉，络脉散布于全身，密布于皮部，当外邪侵犯机体时，卫气首当其冲，发挥抗御外邪、保卫机体的屏障作用。

（四）接受刺激、调整虚实

在皮部的腧穴或经脉线上施以针灸、推拿、激光、电脉冲等刺激，可通过经络的联系，调整内在脏腑的虚实，达到通经活络、扶正祛邪的作用。

二、经络学说的临床应用

（一）说明病理变化

经络是人体通内达外的一个通道，在生理功能失调时，又是病邪传注的途径，病邪可由皮部→络脉→经脉→脏腑传变。它具有反映病候的特点，故临床某些疾病的病理过程中，常常在经络循行通路上出现明显的压痛、结节、条索状等反应物，以及相应部位皮肤色泽、形态、温度、电阻等的变化。通过望色、循经触摸反应物和按压等，可推断疾病的病理变化。

（二）指导临床辨证归经

由于经络有一定的循行部位及所属络的脏腑，故根据体表相关部位发生的病理变化，可以推断疾病所在的经脉。如头痛一证，痛在前额者多与阳明经有关，痛在两侧者多与少阳经有关，痛在后项者多与太阳经有关，痛在巅顶者多与督脉、足厥阴经有关。临床上亦可根据所出现的证候，结合其所联系的脏腑，进行辨证归经。如咳嗽、鼻流清涕、胸闷，或胸外上方、上肢内侧前缘疼痛等，与手太阴肺经有关；脘腹胀满、胁肋疼痛、食欲不振、嗳气吞酸等，与足阳明胃经和足厥阴肝经有关。

（三）指导针灸治疗

针灸治疗是通过针刺和艾灸等刺激体表腧穴，以疏通经气，调节人体脏腑气血功能，从而达到治疗疾病的目的。腧穴的选取、针灸方法的选用是针灸治疗的两大关键，均依靠经络学说的指导。临床通常以循经取穴为主，局部取穴和远部取穴相结合。《四总穴歌》所说："肚腹三里留，腰背委中求，头项寻列缺，面口合谷收"就是循经取穴的典范。由于经络、脏腑与皮部有密切联系，故经络、脏腑的疾患可以用皮肤针叩刺皮部或皮内埋针进行治疗，如胃脘痛可用皮肤针叩刺中脘、胃俞穴，也可在该穴皮内埋针；经络瘀滞、气血痹阻，可刺其络脉出血进行治疗，如目赤肿痛刺太阳穴出血，软组织挫伤在其损伤局部刺络拔罐等；经筋疾患，多因疾病在筋膜肌肉，表现为拘挛强直、弛缓，可以"以痛为腧"，取其局部痛点或穴位进行针灸治疗。

第四节 腧穴与常用穴位

一、概述

腧穴又名"骨空"、"气穴"、"穴道"、"孔穴"、"穴位"等。"腧"即转输、输通、输注，"穴"即孔、隙。腧穴是人体脏腑经络之气输注于体表的特殊部位，既是疾病的反应点，又是针灸的施术部位。通过刺激这些部位，借助其双向调整作用，达到调整脏腑阴阳平衡、治疗疾病的目的。

二、腧穴的分类

腧穴的发展，经历了无定名、无定位（即以痛为腧）到定名、定位、分部、归经等过程，并进行了多次整理。归纳起来，腧穴可分为经穴、经外穴、阿是穴三类。

（一）经穴

凡归属于十二经脉与任、督二脉的腧穴，称为"十四经穴"，简称"经穴"，共有 361个。

经穴的特点是：均分布在十四经脉循行线路上，有名称和固定位置，有经属和主治规律，且能反映各经及所属脏腑器官的生理、病理变化。

（二）经外穴

指既有固定的名称，又有明确的位置，但没有归属于十四正经的腧穴，因其有奇特的疗效，故称之为"奇穴"。又因其在十四经穴以外，故又称"经外奇穴"。

经外穴的特点是：有穴名与固定位置，但无经属，分散分布，对某些病有奇特疗效，亦称经验用穴，是腧穴发展的第二阶段。

（三）阿是穴

阿是穴又称"天应穴"、"不定穴"、"压痛点"。既无固定名称，又无固定位置，临床应用时"以痛为腧"，寻找其压痛点、异常反应点、敏感点，仅适宜于治疗局部筋肉关节之浅在病证。

阿是穴的特点是：无具体的名称，无固定的位置，阿是穴是经外奇穴的补充，在临床应用多能收到满意的疗效。

三、腧穴的治疗作用

（一）近治作用

所有腧穴均能治疗该穴所在部位及邻近组织、器官的病证。

（二）远治作用

这是十四经腧穴主治作用的基本规律。在十四经穴中，尤其是十二经脉在四肢肘、膝关节以下的腧穴，不仅能治疗局部病证，而且能治疗本经循行所及的远隔部位的组织、器官和脏腑的病证。

（三）特殊作用

腧穴的特殊作用是指针刺某些腧穴，对机体的不同状态，可起着双向的良性调节作用，有些腧穴还具有相对的特异性治疗作用。

四、特定穴

特定穴是指在十四经穴中，具有特殊治疗作用，并有特定名称的腧穴。共分十类，即：五输穴、原穴、络穴、背俞穴、募穴、八会穴、郄穴、下合穴、八脉交会穴、交会穴。

五、腧穴定位方法

腧穴定位正确与否，直接影响着治疗效果。临床上常用的腧穴定位法包括"骨度"分寸定位法、体表解剖标志定位法、手指同身寸定位法三种。

（一）"骨度"分寸定位法

"骨度"分寸定位法是以体表骨节为主要标志，设定尺寸，用以确定腧穴位置的方法。又称"骨度法"。其原出于《灵枢·骨度》，经后人修改补充，为目前常用骨度分寸，作为量取腧穴的依据，不论男女、老少、高矮、胖瘦，均可按这一标准测量。

全身主要"骨度"分寸以下表说明（表7-3）。

表 7 - 3　　　　　　　　　　　　　**常用"骨度"分寸表**

部位	起　止　点	折量寸	度量法	说　明
头面部	前发际正中至后发际正中	12	直寸	用于确定头部腧穴的纵向距离
	眉间（印堂）至前发际正中	3	直寸	
	第七颈椎棘突下（大椎）至后发际正中	3	直寸	用于确定前或后发际及其头部腧穴的纵向距离
	眉间（印堂）至后发际正中至第七颈椎棘突下（大椎）	18	直寸	
	前两额发角（头维）之间	9	横寸	用于确定头前部腧穴的横向距离
	耳后两完骨（乳突）之间	9	横寸	用于确定头后部腧穴的横向距离
胸腹胁部	胸骨上窝（天突）至歧骨（胸剑联合中点）	9	直寸	用于确定胸部腧穴的纵向距离
	歧骨（胸剑联合中点）至脐中	8	直寸	用于确定上腹部腧穴的纵向距离
	脐中至曲骨（耻骨联合上缘）	5	直寸	用于确定下腹部腧穴的纵向距离
	两乳头之间	8	横寸	用于确定胸腹部腧穴的横向距离
	腋窝顶点至第 11 肋游离端（章门）	12	直寸	用于确定胁肋部腧穴的纵向距离
背腰部	肩胛骨内缘至后正中线	3	横寸	用于确定背腰部腧穴的横向距离
	肩峰缘至后正中线	8	横寸	用于确定肩背部腧穴的横向距离
上肢部	腋前、后纹头至肘横纹（平肘尖）	9	直寸	用于确定上臂部腧穴的纵向距离
	肘横纹（平肘尖）至腕掌（背）侧横纹	12	直寸	用于确定前臂部腧穴的纵向距离
下肢部	耻骨联合上缘至股骨内上髁上缘	18	直寸	用于确定大腿内侧足三阴经腧穴的纵向距离
	胫骨内侧髁下缘至内踝尖	13	直寸	用于确定小腿内侧足三阴经腧穴的纵向距离
	股骨大转子至腘横纹	19	直寸	用于确定大腿外后侧足三阳经腧穴的纵向距离（臀沟至横纹，相当 14 寸）
	腘横纹至外踝尖	16	直寸	用于确定小腿外后侧足三阳经腧穴的纵向距离

（二）体表解剖标志定位法

指以人体自然解剖标志为依据来确定腧穴位置的方法，又称"自然标志取穴法"。人体自然解剖标志有两种：一种是不受人体活动影响而固定不移的标志，如骨节和肌肉的突起、凹陷、五官、发际、指（趾）甲、乳头、肚脐等，称作"固定标志"，例如：两眉之间是印堂，两乳中间取膻中，眉头定攒竹，肚脐中央定神阙等；一种是需要采取相应的动作姿势才会出现的标志，包括皮肤皱襞、肌肉部的凹陷、肌腱的显露以及某些关节间隙等，称作"活动标志"，如握拳在掌后横纹头取后溪，抬臂在肩部前凹陷取肩髃，张口在耳前凹陷中取听宫、听会、耳门等。

（三）手指同身寸定位法

指以患者的手指为尺寸折量标准来量取穴位的方法，又称为"指寸定位法"。常用的手指同身寸有以下 3 种。

（1）中指同身寸：是以患者中指中节两端桡侧指腹横纹间距离作 1 寸量取穴位的方法。

可用于四肢部腧穴纵向比量及背、腰、骶部腧穴的横向比量（图7-1）。

（2）拇指同身寸：是以患者拇指指骨关节的横纹宽度作为1寸量取穴位的方法。适用于四肢部的直寸比量（图7-2）。

（3）横指同身寸：又名"一夫法"，是令患者将食指、中指、无名指和小指四指并拢，以中指中节近端横纹为标准，四指宽度为3寸量取穴位的方法。此方法适用于下肢、上肢的直寸定穴、背部的横寸定穴（图7-3）。

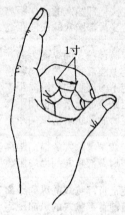

图7-1　中指同身寸

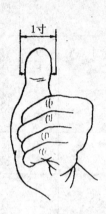

7-2　拇指同身寸

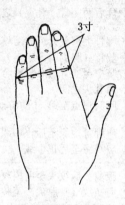

图7-3　一夫法

六、常用穴位

表7-4　　　　　　　　　　　　　　　　常　用　穴　位

归经	穴名	定　位	主　治	针　法
手太阴肺经	列缺	在前臂桡侧缘，桡骨茎突上方，腕横纹上1.5寸，即两手虎口交叉，食指尖下所指筋稍凹陷处	头痛、颈项强痛、咳嗽、哮喘、咽痛、腕部疼痛、面神经麻痹	向上方斜刺0.3~0.5寸
	尺泽	肘横纹中，肱二头肌腱桡侧凹陷	咳嗽、哮喘、咯血、咽喉肿痛、胸部胀满、小儿惊风	直刺0.8~1.2寸，慎用灸法
	少商	在手拇指末节桡侧，距指甲角0.1寸	咳嗽、咽喉肿痛、鼻衄、发热、癫狂、中风	直刺0.1寸或点刺出血

（续表）

归经	穴名	定 位	主 治	针 法
手阳明大肠经	合谷	在手背，第一、二掌骨间，第二掌骨桡侧的中点处	头痛、牙痛、牙关紧闭、无汗、多汗、鼻炎、咽喉肿痛、耳聋、眼病、外感发热、上肢关节痛、偏瘫、滞产、面神经麻痹	直刺或斜刺 0.5~1 寸，孕妇不宜针
	手三里	在前臂背面桡侧，当阳溪与曲池连线上，肘横纹下 2 寸	齿痛颊肿、上肢不遂、肩臂疼痛、腹痛腹泻	直刺 0.8~1.2 寸
	曲池	在肘横纹外侧端，屈肘，当尺泽与肱骨外上髁连线中点	上肢关节痛、麻痹、偏瘫、肩背痛、咽喉肿痛、发热、高血压、甲状腺肿大、荨麻疹	直刺 0.5~1 寸，或透刺少海
	迎香	在鼻翼外缘中点旁开 0.5 寸，鼻唇沟中	鼻塞、鼻炎、面肿、副鼻窦炎、面神经麻痹	向上斜刺 0.3~0.5 寸或直刺 0.1~0.2 寸，不宜灸
足阳明胃经	天枢	在腹中部，脐中旁开 2 寸	急慢性肠炎、痢疾、便秘、肠麻痹、月经不调、痛经	直刺 0.8~1.2 寸
	足三里	在小腿前外侧，当犊鼻下 3 寸，距胫骨前缘一横指	胃炎、溃疡病、腹泻、腹胀、便秘、消化不良、水肿、高血压、偏瘫、癫狂、神经衰弱，并有强身防病作用	直刺 1~1.5 寸
	丰隆	在小腿前外侧，当外踝尖上 8 寸，条口外，距胫骨前缘二横指	咳嗽痰多、哮喘、眩晕、头痛、呕吐、水肿、偏瘫、咽喉肿痛	直刺 1~1.5 寸
	地仓	在面部，口角外侧，上直对瞳孔	口㖞、流涎、牙痛、颊肿	直刺 0.2 寸或向颊车方向平刺 0.8~1 寸
	颊车	在面颊部，下颌角前上方约一横指，当咀嚼时咬肌隆起，按之凹陷处	牙痛、牙关紧闭、颊肿、腮腺炎、面神经麻痹	直刺 0.3~0.5 寸或向地仓斜刺 0.5~1 寸

（续表）

归经	穴名	定　位	主　治	针　法
足太阴脾经	三阴交	在小腿内侧，当足内踝尖上3寸，胫骨内侧缘后方	月经不调、痛经、带下、滞产、崩漏、遗精、阳痿、早泄、泄泻、疝气、遗尿、尿频、尿闭、腹痛、消化不良、偏瘫	直刺0.5~1.5寸，孕妇禁针
	阴陵泉	在小腿内侧，当胫骨内侧踝后下方凹陷处	腹胀、泄泻、水肿、小便不利、黄疸、膝痛	直刺1~1.5寸或透刺阳陵泉
	血海	屈膝，髌骨内上缘上2寸，当股四头肌内侧头的隆起处	月经不调、闭经、崩漏、痛经、皮肤瘙痒、功能性子宫出血、荨麻疹	直刺或稍向上斜刺1~1.2寸
	公孙	在足内侧缘，当第一跖骨基底之前下方赤白肉际	胃痛、消化不良、呕吐、痢疾、腹泻、心烦、失眠	直刺0.5~1寸
手少阴心经	神门	在腕部，腕掌侧横纹尺侧端，尺侧腕屈肌腱的桡侧凹陷处	心痛、多梦、失眠、健忘、心慌、痴呆、癫病、目黄、胁痛、咽干	直刺或斜刺0.3~0.5寸
	少冲	在小指末节桡侧，距指甲角0.1寸	神昏、心悸、胸痛、中风昏迷、癫狂	浅刺0.1寸或点刺出血
手太阳小肠经	少泽	在小指末节尺侧，距指甲角0.1寸	热病、头痛、眼痛、乳腺炎、乳汁不足、咽喉肿痛	浅刺0.1寸或点刺出血
	后溪	在手掌尺侧，微握拳，第五掌指关节后的远侧掌横纹头赤白肉际	肩背痛、头项痛、耳聋、目赤肿痛、肘臂及手指挛痛、癫痫、疟疾	直刺0.5~0.8寸
	听宫	在面部，耳屏前，下颌骨髁状突的后方，张口时呈凹陷处	耳聋、牙痛、耳鸣、癫痫、颊肿	张口，直刺0.5~1寸

（续表）

归经	穴名	定位	主治	针法
足太阳膀胱经	攒竹	在面部，当眉头凹陷中，眶上切迹处	头痛、目赤肿痛、近视、视物不清、流泪、角膜白斑	向下斜刺0.3～0.5寸，禁灸
	肺俞	在背部，当第三胸椎棘突下，旁开1.5寸	咳嗽、气喘、盗汗、鼻塞、骨蒸潮热、咳血、胸满	斜刺0.5～0.8寸
	委中	在腘横纹中点，当股二头肌肌腱与半腱肌肌腱的中间	急性腰扭伤、中暑、吐泻、腹痛、丹毒、下肢不遂、小便不利	直刺0.8～1.2寸或点刺出血
	承山	在小腿后面正中，委中与昆仑之间，当伸直小腿或足跟上提时，腓肠肌肌腹下出现尖角凹陷处	腓肠肌痉挛、腰背痛、腿痛、瘫痪、痔疮、便秘脱肛、脚气	直刺0.8～1.2寸
	昆仑	在足部外踝后方，当外踝尖与跟腱之间的凹陷处	脚跟痛、下肢瘫痪、腰背痛、头项强痛、目眩、小儿痫证、难产、胞衣不下	直刺0.5～0.8寸或透刺太溪穴，孕妇慎用
	至阴	在足小趾末节外侧，距趾甲角0.1寸	胎位不正、难产、胞衣不下、头痛、鼻塞、目痛	浅刺0.1寸或用灸法
足少阴肾经	涌泉	在足底，足趾跖屈时足前部凹陷处，约当足底二、三趾趾缝纹头端与足跟连线的前1/3与后2/3交点处	头痛、眩晕、失眠、咽喉痛、舌干、大便秘结、小儿抽搐、昏迷中暑、脑溢血、癔病、癫痫	直刺0.5～0.8寸
	复溜	在小腿内侧，太溪直上2寸，跟腱的前方	泄泻、水肿、腹胀、身热无汗、盗汗	直刺0.8～1寸
	太溪	在足内侧，内踝后方，当内踝尖与跟腱之间的凹陷处	月经不调、阳痿遗精、耳聋、头晕、耳鸣、便秘、失眠健忘、腰痛	直刺0.5～0.8寸或透刺昆仑穴
手厥阴心包经	曲泽	在肘横纹中，当肱二头肌腱的尺侧缘	心痛、心悸、烦热、口干、肘臂痛、胃痛、呕吐	直刺0.5～1寸，或点刺出血
	间使	内关穴上1寸，两筋之间	心慌、心跳、胃痛、呕吐、热病、疟疾、癫痫、臂痛	直刺0.5～1寸
	内关	在前臂掌侧，腕横纹正中直上2寸，两筋之间	胸胁痛、胃痛、心悸、呃逆、恶心、呕吐、眩晕、偏瘫、失眠、咽喉肿痛、癫痫	直刺0.5～1寸或透刺外关穴
	中冲	在手中指末节尖端中央	中风昏迷、小儿惊风、心绞痛、头痛、休克、中暑昏厥	直刺0.1寸或点刺出血

归经	穴名	定　位	主　治	针　法
手少阳三焦经	外关	在前臂背侧，腕背横纹上2寸，尺骨与桡骨之间	热病、偏头痛、上肢关节痛、麻痹、偏瘫、耳聋、耳鸣、胁痛	直刺0.5～1寸
	支沟	在前臂背侧，腕背横纹上3寸，尺骨与桡骨之间	胁肋痛、肩臂酸痛、便秘、耳聋、耳鸣、热病	直刺0.8～1.2寸
	翳风	在耳垂后方，当乳突与下颌角之间的凹陷处	耳聋、耳鸣、瘰疬、口眼㖞斜、颊肿	直刺0.8～1.2寸
足少阳胆经	环跳	在股外侧部，侧卧屈股，当股骨大转子最高点与骶管裂孔连线的外1/3与内2/3交点处	腰腿痛、坐骨神经痛、下肢麻痹、瘫痪	直刺2～3寸
	风池	在颈部，当枕骨之下，与风府相平，胸锁乳突肌与斜方肌上端之间的凹陷处	头痛、目赤肿痛、眩晕、鼻渊、感冒、口眼㖞斜、癫痫、颈项强痛、热病	针尖微向下，向鼻尖方向斜刺0.8～1.2寸
	阳陵泉	在小腿外侧，当腓骨小头前下方凹陷处	膝关节痛、胸胁痛、胆囊炎、黄疸、口苦、呕吐、半身不遂、小儿惊风	直刺1～1.5寸或透刺阴陵泉穴
	肩井	在肩上，前直对乳中，当大椎与肩峰端连线的中点上	颈项强痛、上肢不遂、乳痈、难产、瘰疬	直刺0.5～0.8寸，不可深刺
足厥阴肝经	行间	在足背侧，当第一、二趾间，趾蹼缘后方赤白肉际处	头痛、目眩、目赤肿痛、月经不调、小儿惊风、肋间神经痛、癫痫、崩漏、遗尿、疝气、中风	斜刺0.5～0.8寸
	太冲	在足背侧，当第一跖骨间隙的后方凹陷处	头顶痛、目眩、高血压、崩漏、闭经、目赤肿痛、呃逆、月经不调、小儿惊风、胁痛、疝气	直刺0.5～0.8寸

（续表）

归经	穴名	定 位	主 治	针 法
督脉	命门	在腰部，当后正中线上，第二腰椎棘突下凹陷处	遗尿、阳痿、遗精、头痛、月经不调、带下、虚损腰痛、尿频、泄泻	直刺 0.5～1 寸
	大椎	在后正中线上，第七颈椎棘突下凹陷处	热病、外感、疟疾、项强、肩背痛、哮喘、骨蒸潮热、癫痫、咳嗽	稍向上斜刺 0.5～1 寸
	百会	在头部，当前发际正中直上 5 寸，或两耳尖连线的中点处	头痛、头晕、脱肛、子宫脱垂、中风不语、癫痫、失眠健忘、阴挺	平刺 0.5～0.8 寸
	素髎	在面部，当鼻尖的正中央	鼻炎、鼻疖、喘息、昏迷惊厥、鼻衄	向上斜刺 0.3～0.5 寸或点刺出血
	人中	在面部，当人中沟的中、上 1/3 交界处	休克、虚脱、中暑、昏迷、癔病、癫痫、急性腰扭伤、急慢惊风	向上斜刺 0.3～0.5 寸
任脉	中极	在下腹部，前正中线脐下 4 寸	痛经、带下、小便不利、阳痿、遗精、遗尿、水肿、疝气、崩漏、阴挺	直刺 0.5～1 寸，孕妇慎用
	关元	在下腹部，前正中线脐下 3 寸	中风脱证、腹泻、月经不调、痛经、带下、阳痿、遗精、遗尿、尿频、疝气、崩漏、阴挺、不孕、少腹痛	直刺 0.5～1 寸
	神阙	在腹中部，脐中央	痢疾、水肿、中风虚脱、脱肛、四肢厥冷	多用灸法，禁针
	中脘	在上腹部，前正中线脐上 4 寸	胃痛、腹胀、呕吐、腹泻、消化不良、黄疸、呃逆	直刺 0.5～1 寸或透刺下脘、梁门等穴，孕妇禁针
	膻中	在胸部，前正中线平第四肋间，两乳头连线的中点	咳嗽、哮喘、胸闷、胸痛、肋间神经痛、乳少、心烦	向上或向下横刺 0.3～0.5 寸
经外穴	四神聪	在头顶部，当百会前后左右各 1 寸，共 4 穴	头痛眩晕、失眠健忘、癫痫、大脑发育不全	平刺 0.5～0.8 寸
	十宣	在手背十指尖端，距指甲游离缘 0.1 寸	昏迷、晕厥中暑、小儿惊风、癔病、癫痫发作、咽喉肿痛、指端麻木	直刺 0.1～0.2 寸或点刺出血
	印堂	在额部，两眉头连线之中点	头痛眩晕、鼻病、失眠、眼病、小儿急慢惊风	平刺 0.3～0.5 寸
	太阳	在颞部，当眉梢与目外眦之间，向后约一横指之凹陷处	偏正头痛、目赤肿痛、目眩、失眠、口眼㖞斜	直刺或斜刺 0.3～0.5 寸
	阑尾	在小腿前侧上部，当腓骨小头前下方凹陷处直下 2 寸	急慢性阑尾炎、胃脘疼痛、消化不良、抬腿无力、偏瘫	直刺 0.8～1.2 寸
	胆囊	在小腿外侧上部，阳陵泉穴直下 2 寸	急慢性胆囊炎、胆石症、胆道蛔虫症、胆绞痛、胁痛	直刺 0.8～1.2 寸

第八章

常用中医护理技术操作

中医护理技术是中医学的重要组成部分之一，它历史悠久，内容丰富，具有疗效确切、简便易行、适应范围广泛等特点。为适应临床和社区工作的需要，本章将详细介绍十三种常用的中医护理技术操作方法。

第一节 换 药 法

换药法是对疮疡、跌打损伤、蚊虫咬伤、烫伤、烧伤、痔瘘等病证的伤面进行清洗、用药处理、包扎等操作的方法。通过换药，使药物直达病位，起到清热解毒、提脓祛腐、生肌收口、镇痛止痒等作用。可清洁伤口，促进愈合，缩短病程，使患者早日康复。

一、评估

1. 了解病情发生发展的情况，询问患者身体状况，是否接受过治疗及护理，有无慢性疾病，营养和饮食情况如何，同时询问患者对换药知识了解的程度。

2. 核对医嘱，了解病患部位、相关因素及伤口情况。

3. 患者当前心理状态和对疾病治疗的信心。

二、用物准备

治疗盘、75％酒精棉球、生理盐水棉球、干棉球、换药碗、弯盘、镊子、剪刀、探针、纱布、油纱条、胶布。相应的清洁液：生理盐水、黄连水、黄柏溶液、双氧水等，必要时备药捻。酌情备绷带、医用汽油、橡胶单、治疗巾、屏风、毛毯等。

常用掺药：

(1) 消散药：阳毒内消散、阴毒内消散、红灵丹等。

(2) 提脓祛腐药：九一丹、八二丹、七三丹、五五丹、九黄丹、黑虎丹等。

(3) 腐蚀平胬药：白降丹、枯痔散、三品一条枪、平胬丹等。

(4) 生肌收口药：生肌白玉膏、生肌玉红膏、生肌散、八宝丹等。

(5) 止血药：桃花散、三七粉、圣金刀散等。

(6) 清热收涩药：青黛散、三石散等。

(7) 酊剂：红灵酒、10%土槿皮酊、白屑风酊等。

三、操作步骤

（一）操作前准备

1. 环境准备　清洁、宽敞，符合无菌技术操作原则。

2. 术者准备　衣帽整洁，洗手，戴口罩。

3. 患者准备　做好解释工作，消除顾虑，取得合作。换药时协助患者取适当的卧位，以既能充分暴露创面，患者又感到舒适为原则。对剧烈疼痛的伤口进行换药时，可先给予镇静止痛剂，以减轻疼痛。

（二）操作程序

1. 备齐换药物品、药物、敷料等用品，将患者送到换药室，或推换药车至患者床前。

2. 揭去伤口敷料　解开创面敷料，用医用汽油拭去胶布痕迹，取下外层敷料，内面向上放入弯盘，再用镊子轻轻顺着伤口长轴方向揭取内层敷料，以免伤口裂开或出血。若内层敷料干结粘住伤口，可用生理盐水湿润后揭去，以免损伤肉芽组织和新生上皮组织。

3. 清理伤口　采用双手执镊操作法，右手镊子接触伤口，左手镊子从治疗碗中夹取无菌物品，递给右手，两镊不可相碰，拧干棉球时，左手镊子在上，右手镊子在下，亦不可相碰。先以75%酒精棉球由创缘向外消毒伤口周围皮肤2次，勿使酒精流入伤口。再用生理盐水棉球清洗伤口分泌物。然后根据不同伤口，敷以生理盐水纱布、凡士林纱布或适当放置引流物。

(1) 缝合伤口处理：无感染的缝合切口应按规定期限拆线，更换敷料。根据患者年龄、切口部位、局部血液循环和张力大小决定拆线时间：头、面和颈部3~5天拆线；下腹部及会阴部为5~7天拆线；上腹部、胸、背部为7~10天拆线；四肢10~12天拆线；腹部的减张缝线，则需14天拆线；长切口可分批间隔拆线；年老体弱、营养不良、婴幼儿拆线时间可酌情延长。拆线时先用2.5%碘酊和75%酒精棉球由内向外将伤口、线结和周围皮肤5~6cm消毒2次，待干。检查切口是否牢固愈合，再拆线。用无菌镊子夹起缝线结上的线头，使埋入皮肤内的缝线露出少许，以剪刀尖贴近皮肤剪断结头下端的缝线，向切口的方向轻轻抽出线头，勿向反方向拉，以免伤口裂开，再用酒精棉球消毒切口，盖好敷料用胶布固定。拆线后如发现切口愈合不良，可用蝶形胶布，在火焰上消毒后将伤口两侧拉拢、固定。腹部切口宜加腹带包扎，并避免用力，以防伤口裂开。有引流物的缝合切口，如发现外层敷料被渗血、渗液所湿透，应及时更换，引流物一般在手术后24~48小时取出，放置过久易影响伤口愈合。若患者主诉伤口疼痛或3~4日后发热，应考虑伤口是否感染。手术后2~3天，针眼处发现有红肿，是组织对缝线的反应，可用75%酒精湿敷或红外线照射，使炎症消散；若针眼处有小脓疱，应提前拆去此针缝线，通过换药，使之愈合。如局部红肿范围大，压痛明显，出现波动感，应切开伤口引流，按脓腔伤口处理。

(2) 肉芽组织创面处理：①正常伤口：颜色鲜红，坚实，呈细粒状，分布均匀，分泌物少。换药时用无刺激性油膏或凡士林纱布覆盖。②生长过快：高出创缘，影响愈合。换药时用剪刀修平，或用 10%~20% 硝酸银溶液烧灼。③水肿：颜色淡红，触之不出血，表面光滑而晶亮，换药时用 3%~5% 氯化钠溶液湿敷。④坏死：创面脓液较多，有臭味，换药时宜湿敷。⑤慢性溃疡：创面长期不愈合，质硬，色灰暗，不易出血，创缘新生上皮不明显，先去除病因，切除溃疡后，形成新鲜创面，再植皮。

（3）脓腔伤口处理：脓肿切开引流次日可不换药，以免出血，以后根据脓液的多少决定每日换药的次数。揭除脓腔伤口敷料时，如发现敷料干燥，而将脓腔内引流物松动或拔除时，即有大量脓液流出，说明引流不通畅；如外层敷料潮湿，而且脓腔内积脓较少，日益变浅变小，肉芽生长快，说明引流通畅。如创面较浅，脓液较多，可用 0.1% 乳酸依沙吖啶或 0.02% 呋喃西林湿敷；如脓腔较深可用生理盐水、10% 黄柏水或 0.1% 聚维酮碘（PVP－I）溶液灌洗，冬天应使用 38℃~39℃ 冲洗液；伤口脓液经久不减，应考虑是否有异物，用刮匙搔刮；如手术切口感染，切口内线结必须去净；如因伤口小，脓腔大而影响引流时，应及时扩大伤口，保持引流通畅；如已形成瘘管或瘘道，应及时切开或切除；如腹壁伤口长期不愈而脓腔出现粪臭或见粪便样物，应及时报告医师，检查是否发生肠瘘；安放引流物到脓腔，必须将脓液吸净或拭净后放入脓腔底，再往上提少许，如创口较小，可用探针帮助送入，但不可堵塞太紧。

4. 覆盖无菌敷料并固定 用 75% 酒精棉球消毒创面周围皮肤后，用无菌敷料覆盖伤口，以胶布粘贴固定，胶布粘贴方向应与肢体或躯干长轴垂直，不能贴成放射状。胶布不易固定时可用绷带包扎。

（三）操作后处理

1. 整理床单位 协助患者穿好衣服，取舒适卧位，如切口有引流物应卧向患侧，以利引流。

2. 用物处理 敷料倒入污物桶内。有特异性感染和芽孢杆菌感染的敷料应随即烧毁；器械、器皿应浸泡在消毒液中，清洗后高压灭菌；刀片、剪刀单独浸泡后清洗，浸泡在消毒液中备用。术者刷洗双手，或将双手浸泡在消毒液中消毒。

四、注意事项

1. 严格无菌操作，凡接触伤口的器械、药品及敷料均应为无菌；用过的换药用品，均视为已污染的用品，未经消毒处理，不能再用于另一伤口，以防交叉感染。

2. 换药室应保持清洁，换药时防止尘土飞扬，室内须每日消毒，换药人员应洗净双手，戴好口罩、帽子。对于特异性感染的伤口，应采取严格的隔离与消毒灭菌措施。

3. 换药应安排在晨间护理之前，避免在患者进餐、治疗、睡眠、家属来探视时进行。

4. 换药顺序应是：先清洁后污染，先拆线后换药，先缝合后开放，先换感染轻的伤口，后换感染重的伤口。特殊感染的伤口，换药应在最后，由专人负责。一般清洁伤口术后 3 天换药 1 次，感染伤口隔日换药 1 次，分泌物较多的伤口 1 日 1~2 次。

5. 操作应仔细、认真，动作轻巧，尽量减少患者的痛苦。拆线时不可将结头两端同时剪断，以防皮线遗留皮下；较大、较深的伤口初次换药，以及严重损伤或大面积烧伤患者换药时，可遵医嘱给予镇静止痛剂。

6. 掺药需撒布均匀，散剂若调敷应注意干湿适宜，箍围药敷贴应超过肿势范围；但疮疡破溃后余肿未消者，宜敷于患处四周；并注意评估伤口的情况，正确选择不同剂型、不同治疗作用的外用药物。

7. 换药时勿将棉球或其他引流物遗留在脓腔内，以免造成伤口不愈合。脓腔伤口必须保持引流通畅。

8. 观察伤口情况，注意肉芽组织、创缘新生上皮组织生长趋势，并注意保护。

五、评价

1. 是否按无菌操作原则正确熟练地换药。

2. 伤口愈合是否良好。

3. 患者是否合作，是否获得并理解相关换药知识。

第二节　敷 药 法

敷药法又称敷贴法或外敷法，是将中药研成细末，加适量赋形剂调成糊状后敷布于患处或经穴部位的一种治疗方法。中药可选用干药或鲜药，干药应研成粉剂，新鲜中草药应洗净后在乳钵内捣烂。赋形剂可根据病情的性质与阶段的不同，分别采用水、酒、醋、蜜、饴糖、植物油、鸡蛋清、葱汁、姜汁、蒜汁、茶汁、凡士林等。

本疗法源远流长，是中医常用的外治法之一。在远古时代，人们就已学会用泥土、草根、树皮外敷伤口止血。马王堆汉墓出土的《五十二病方》载有许多外敷方剂，用以治疗创伤、外病等；晋代葛洪《肘后备急方》载有用鸡子白、醋、猪脂、水蜜、酒等作为外敷药的调和剂；唐代孟诜《食疗本草》用胡桃研泥外敷治疗白发；宋代《太平惠民和剂局方》以地龙粪研饼敷在小儿囟门，治疗小儿头热、鼻塞不通；明代《普济方》用生附子研末和葱涎为泥，敷涌泉穴，治疗鼻渊等；清代吴尚先《理瀹骈文》集敷贴疗法之大成，标志着本疗法的临床应用达到了较高的水准。

根据药物性味的不同，敷药法具有通经活络、活血化瘀、消肿止痛、清热解毒和祛瘀生新等作用。由于经络有"内属脏腑、外络肢节、沟通表里、贯穿上下"的作用，因此，敷药法不仅可以治疗局部病变，而且可以治疗全身疾病。敷药时可根据"上病下取、下病上取、中病旁取"的原则，按照经络循行走向选择穴位，然后敷药，可收到较好的疗效。

一、评估

1. 患者的年龄、意识状态等。

2. 临床诊断、发病部位、主要症状及敷药部位的皮肤情况。

3. 既往是否接受过相同的治疗，效果如何。

4.患者对敷药法的认识、心理状态及配合程度。

二、适应证

适用于外科的疖、痈、疽、疔疮、流注、跌打损伤、烫伤、肠痈等病；内科的哮喘、肺痈、高血压、面瘫、头痛、盗汗、自汗等病；儿科的时行感冒、高热、百日咳、咳嗽、腮腺炎等病；以及皮肤科、妇科、骨伤科等诸病也可选用中药外敷。

三、禁忌证

对药物有皮肤过敏，易起丘疹、水疱的患者应慎用。

四、用物准备

治疗盘、弯盘、生理盐水棉球、血管钳、药物、油膏刀、无菌棉垫或纱布、棉纸、胶布或绷带、一次性治疗巾。如需临时配制药物，备治疗碗、药物、赋形剂（麻油或饴糖、水、蜜、凡士林等）。若敷新鲜中草药，另备研钵。必要时备屏风、毛毯。

五、操作步骤

1.洗手、戴口罩、核对医嘱、备齐用物至患者床边。核对床号、姓名，向患者解释。

2.根据敷药部位，协助患者取合适体位。暴露敷药部位，垫一次性治疗巾，以免污染床单，必要时盖上毛毯或屏风遮挡。

3.再次核对所用药物。准备药物，需临时调制药物时，将药物倒入治疗碗内，用赋形剂调成糊状；如用新鲜中草药，应先洗净切碎，然后置于研钵内捣烂，加少许食盐搅拌均匀。

4.首次敷药患者，用盐水棉球清洁局部皮肤；更换敷料者，取下原敷料，用盐水棉球擦洗皮肤上的药迹，观察创面情况及敷药效果。

5.根据敷药面积，取大小合适的棉纸或薄胶纸，用油膏刀将所需药物均匀地平摊于棉纸上，厚薄适中。

6.将棉纸四周反折后敷于患处（防止药物受热后溢出污染衣被），上盖敷料或棉垫，用胶布或绷带固定。

7.若为疮疡，敷药面积应超过脓肿范围，一是防止毒邪扩散，二是通过药物作用以约束毒邪和拔毒排脓。

8.操作完毕，协助患者着衣，整理床单位，清理用物，洗手。记录所敷药物、部位、时间、反应等，并签名。

六、注意事项

1.敷药时必须注意厚薄均匀，一般以 0.2～0.3cm 为宜。若药物太薄则药力不够，效果差；太厚则受热后易溢出，污染衣被。

2.用水或药汁、醋调配的敷药容易干燥，须经常用调药余汁润之，以助药力。

3.疮疡初起，药物宜敷满整个病变部位，并超过肿块 1~2cm 以图消散；若毒已结聚或溃后余肿未消，敷药时应在疮头或溃疡面留有空隙，使邪有出路。

4.夏天如以蜂蜜、饴糖作为赋形剂时，应加入少量 0.1%~0.2% 的苯甲酸，以防发酵变质。

5.敷药后应注意观察药物疗效及反应，询问患者有无瘙痒难忍感觉，若出现丘疹、瘙痒、水疱等过敏现象，或创面情况恶化者，应暂停使用，并报告医生，及时处理。

七、评价

1.是否做到熟练准确地敷布药物。

2.是否产生预期的疗效。

3.是否出现不良反应，程度如何；护理措施的干预是否生效。

4.患者是否合作，是否获得并理解有关用药知识。

第三节　贴　药　法

贴药法又称薄贴法，是将药物贴于患者腧穴部位或患处，用以治疗疾病的一种方法。其剂型有膏贴、饼贴、叶贴、皮贴、花贴、药膜贴等。其中临床使用最多的是膏贴，膏贴的种类有白膏药、黑膏药、油膏药、松香膏药、胶膏药等，其共性为遇热则软化而具有黏性，敷贴部位固定，应用方便，药效持久，便于收藏携带。

祖国医学使用贴药法治疗疾病已有悠久的历史。据载在唐代膏药（铅膏）即已得到发明和使用，如《备急千金要方》中用乌麻膏治疗疮疡。至宋代，膏药的使用已有分类，如《外科精要》载碧油膏用于排脓，神异膏、清凉膏等用于溃后。《卫济宝书》则记载了比较详细的膏药制作方法。其后，许多医家对膏药治疗疾病均有记述，如《外科启玄》认识到膏药不但有治疗作用，还可以保护疮面等。

贴药疗法具有疏经通络、祛风逐湿、利气导滞、活血祛瘀、散结止痛、消肿拔毒等作用。清代徐大椿在《医学源流论·薄贴论》中说："今所用之膏药，古人谓之薄贴。其用大端有二，一以治表，一以治里。治表者，如箍脓、去腐、止痛、生肌，并遮风护肉之类，其膏宜轻薄而日换。治里者，或驱风寒，或和气血，或消痰痞，或壮筋骨，其方甚多，药亦随病加减，其膏宜厚而久贴。"另外，使用膏药时若加入掺药，则疗效可进一步提高。

一、评估

1.患者的年龄、意识状态及营养状况等。

2.临床诊断、发病部位、主要症状及贴药部位的皮肤情况。

3.患者对贴药法的认识、心理状态及配合程度。既往是否接受过相同的治疗，效果如何。

二、适应证

适用于内、外、妇、儿、骨伤科等多种疾患，如疖肿、疮疡、瘰疬、乳核、风湿痹痛、哮喘、胸痹、偏头痛、口眼㖞斜、癥瘕积聚、腰腿病、腹痛、腹泻等。

三、禁忌证

对药物过敏，易起丘疹、水疱的患者应慎用。

四、用物准备

治疗盘、药物（膏药或新鲜中药）、酒精灯、火柴、剪刀、纱布、胶布（或绷带）、医用汽油、棉签。

五、操作步骤

1. 洗手、戴口罩、核对医嘱、备齐用物，携至患者床边。核对床号、姓名，向患者解释。

2. 根据贴药部位，协助患者取合适体位。暴露贴药部位，必要时盖上毛毯，或用屏风遮挡。

3. 再次核对所用药物，清洁局部皮肤，必要时剃去毛发（范围大于贴药的面积）；换药的患者，揭去原来贴药，若有膏药痕迹，可用医用汽油等擦拭。

4. 根据病情，选择大小合适的膏药，将膏药剪去四角，呈半圆形，在酒精灯上加温至软化后，揭开成为圆形，必要时按医嘱掺入药粉，混合均匀。先用膏药背面接触患者皮肤，当温度适宜时，贴于患处。必要时以胶布或绷带固定。

5. 如用植物叶贴敷（如玉簪叶、苦瓜叶等），则洗净后直接贴于患处，并用纱布覆盖，胶布或绷带固定。

6. 操作完毕，协助患者着衣，整理床单位，清理消毒用物，洗手。记录所贴药物、部位、时间、反应等，并签名。

六、注意事项

1. 贴药时间一般依病情而定。肿疡初起以消散、退肿、化毒为原则，宜用厚型膏药，贴敷时间长；溃疡以提脓祛腐、排毒生肌为要，宜用薄型膏药，须每日更换，如脓液过多者，可日换数次。

2. 烘烤膏药不宜过热，以免烫伤皮肤或使药膏外溢，掺有麝香等辛香药物时更应注意，以免失去药效。

3. 敷贴膏药时，若周围皮肤出现过敏反应，如皮肤发红、水疱、丘疹、痛痒等，应立即取下膏药，通知医生，及时处理。

4. 溃疡生肌收口时所贴膏药，不可去之过早，以免创面不慎受伤，再次感染，复致溃烂。

5.除去膏药后，有膏药痕迹时可用医用汽油擦拭。

七、评价

1.是否熟练准确地敷贴药物。

2.是否产生预期的疗效。

3.是否出现过敏等不良反应，程度如何；护理措施的干预是否生效；患者是否合作，是否获得并理解有关用药知识。

第四节　吹　药　法

吹药法是指将研制成极细粉末的药物，用喷吹的方法直接喷布于患处的一种治疗方法。主要用于口腔、咽喉、耳道、鼻腔等疾患，尤以咽喉疾病最为常用。常用制剂有锡类散、珠黄散、冰硼散、通关散、西瓜霜等。

吹药疗法历史悠久，相传神医华佗就曾用此法治疗喉痛、喉痹证。葛洪《肘后备急方》中载有用芦根、笔管、竹管作工具，吹入鼻腔、耳道治疗疾病，所用药物有酒、韭汁、菖蒲屑等。至明代时已出现用铜吹筒作为吹药的专用医疗器械，代替了笔管、竹管、芦根等。此法后代医家多有应用，清代马培之说："每以铜吹筒取药少许，吹患咽喉诸证。"随着祖国医学的发展，吹药方剂也日益增多，出现了用于取嚏开窍、麻醉止痛、肿疡、溃疡等不同病证的吹药方剂。

根据所用药物不同，吹药法具有清热解毒、消肿止痛、疏风除痰、祛腐生肌及通关开窍等作用。现代医学认为，药物直接作用于口腔黏膜、鼻腔黏膜及耳道，可提高药物在局部的浓度，收到较好的治疗效果。

一、评估

1.患者的年龄、意识状态等。

2.临床诊断、发病部位、主要症状。吹药部位的腔道有无堵塞及黏膜的情况。

3.既往是否接受过相同的治疗，效果如何。

4.患者对吹药法的认识、心理状态及配合程度。

二、适应证

适用于口腔、咽喉、牙龈、鼻腔、耳道等部位急慢性黏膜炎症、肿痛、溃烂，亦可用于中暑、晕厥、热盛神昏等闭证。

三、禁忌证

1.神志不清者及婴幼儿禁用。

2.对药物过敏者禁用。

3.鼓膜穿孔者禁用吹耳法。

四、用物准备

治疗盘、药物、喷药器、压舌板、无菌长棉签、纱布、清洗溶液、治疗碗。必要时备镊子、弯血管钳、开口器、鼻窥器、耳镜、额镜。清洗溶液：口腔及咽喉部所需溶液同口腔护理；鼻、耳部用生理盐水或1%～3%双氧水溶液。

五、操作步骤

1.洗手、戴口罩，核对医嘱，备齐用物至患者床边。核对患者床号、姓名，向患者解释。

2.根据吹药部位，协助患者取合适体位，如口腔、咽喉喷药取仰卧位；耳、鼻喷药取坐位或半坐卧位。

3.协助患者漱口，如有分泌物，应用棉签擦干净。鼻腔、耳道应用此疗法前，应进行常规清洗，棉球擦干，确定无分泌物后再用药。再次核对所用药物，将药末装入喷药器内。

4.口腔、咽喉喷药，令患者张口，左手用压舌板压低舌根部，嘱患者暂屏气，右手持喷药器迅速、均匀喷药于患处。嘱其闭嘴半小时后再进食或饮水。

5.耳道吹药时，将喷药器的长嘴轻轻插入外耳道，对准患处，以手指捏压气囊，用气流将药粉撒于患处。鼻腔吹药时，嘱患者暂时屏气，随即将药粉均匀喷洒于患处。

6.吹药过程中，随时询问患者有无不适反应。操作完毕，协助患者取舒适体位，整理床单位，清理消毒用物，洗手。记录所吹药物、部位、时间、反应等，并签名。

六、注意事项

1.吹药部位应清洗干净，无分泌物，吹药时动作应敏捷轻快，药粉喷布应均匀，为了促使病灶局限，患处周围也应喷及。

2.小儿吹药时禁用玻璃器具，以防咬碎伤及口腔。

3.吹药时气流不宜过大，以防药末吹入气管，引起呛咳。

4.用通关散吹鼻取嚏时，药末不宜过多，以取嚏为度。吹药后若患者无反应，可再次吹入，以得嚏为止。

5.喷粉器头每次用后均需清洁后灭菌处理，以防交叉感染。

七、评价

1.是否熟练准确地吹布药物。

2.是否产生预期的疗效。

3.是否出现不良反应，程度如何；护理措施的干预是否生效。

4.患者是否合作，是否获得并理解有关用药知识。

第五节 蜡 疗 法

利用加热熔化的医用蜡涂抹、贴敷于人体体表以治疗疾病的方法，称蜡疗法。黄蜡疗法最早见于《肘后备急方》，《疡医大全》详述其法，《医宗金鉴》及《串雅外编》也有记载，并称之为"黄蜡灸"。蜡具有可塑性、黏稠性、延展性，适合于人体各个部位，尤其是关节部位。蜡常温时为固体，有较大的蓄热性，且导热系数小，散热慢，治疗时间持久。故蜡疗具有温中散寒、消肿定痛、改善运动功能、促进组织愈合之功效。此疗法简单易行，取材容易，效果明显，是一种常用的温热疗法。

现代研究发现，利用加热的医用蜡贴敷于人体体表或某些穴位上，可产生刺激或温热作用，使局部血管扩张、血流加快而改善周围组织的营养，促进组织愈合；另一方面，热蜡在冷却过程中，体积渐渐缩小，产生柔和的机械压迫作用，能防止组织内的淋巴液和血液渗出，或促进渗出液的吸收，从而达到消肿止痛的目的。蜡疗法的种类包括黄蜡疗法、石蜡疗法、地蜡疗法等。

一、评估

1. 了解患者当前的主要症状、相关因素、是否对蜡过敏。
2. 评估患者当前的心理状态、体质、形体、耐受能力等。
3. 检查发病部位及局部皮肤情况。
4. 了解患者的性别、年龄，女性患者应了解月经情况。

二、适应证

1. 各种损伤及劳损，如挫伤、扭伤、肌肉劳损等。
2. 关节病变，如关节强直、挛缩、慢性非特异性关节炎、肩周炎、腱鞘炎、滑囊炎等。
3. 外伤或手术后遗症，如瘢痕、粘连、浸润等；愈合不良的伤口或慢性溃疡等。
4. 神经炎、周围性面神经麻痹、神经痛、神经性皮炎、皮肤硬化症、湿疹、疥疮、肌炎、骨髓炎等。
5. 胃脘痛、腹痛、虚寒泄泻、胃肠神经官能症、胃炎、胆囊炎等。
6. 慢性盆腔炎、不孕症等。

三、禁忌证

感觉障碍、心肾功能衰竭、恶性肿瘤、有出血倾向者；结核、化脓性感染、伤面渗出未停止者及婴幼儿禁用此法。

四、用物准备

(一) 黄蜡疗法

蜡末或蜡饼、白面粉、水、消毒湿毛巾、铜勺、炭及炭炉或艾绒、火源等。

(二) 石蜡和地蜡疗法

热蜡液、无菌纱布、无菌小刷、无菌钳、无菌镊、小棉被或大毛巾、橡皮袋或瓷盘、小刀、绷带和大棉垫、温度计、小面盆等。

五、操作步骤

1. 洗手、戴口罩，备齐用物至患者床边。
2. 核对医嘱，结合患者的具体情况做好解释工作。
3. 根据不同治疗部位，协助患者取舒适持久的体位。
4. 按医嘱选择蜡疗的种类和方法。

六、具体操作

(一) 黄蜡疗法

1. 炭蜡法 暴露患处，用白面和水揉成面泥，搓成直径为1cm左右的细条状，围放在患部四周，面圈内撒上黄蜡末或贴敷黄蜡饼约1cm厚，面圈外皮肤用物覆盖，以防灼伤健康皮肤。然后用铜勺盛炭火，置蜡上烘烤，随化随添蜡末，直至蜡与所围面圈高度平满为止，蜡冷后去掉，隔日1次。

2. 艾蜡法 操作方法基本同"炭蜡法"。只是在熔化黄蜡时，蜡末上铺撒艾绒，以点燃的艾绒使蜡熔化。

(二) 石蜡疗法

1. 蜡布贴敷法 用无菌纱布垫浸蘸热蜡液，待冷却至患者能耐受之温度，贴敷于治疗部位上，然后用另一块较小的、温度在60℃～65℃的高温热蜡布，盖在第一块蜡布上，用棉被、大毛巾等物品覆盖保温。每日或隔日1次，每次治疗30分钟，15次为一疗程。

2. 蜡饼贴敷法 将适量石蜡加热熔化，倒入铺有一层胶布的瓷盘中，厚度约2～3cm，待蜡层表面温度降至50℃左右时，连同胶布一同取出，贴敷于患处；或瓷盘中不放胶布，直接倾蜡入盘，待盘中石蜡冷却成饼后，用刀切成小块状放置患处，保温包扎。每次治疗30分钟，15次为一疗程。

3. 蜡袋贴敷法 将石蜡熔化后装入橡皮袋内，或将石蜡装入袋内再行熔化，蜡液应占袋装容积的1/3左右，待蜡袋表面温度达治疗所需时，即可贴敷于患处。

4. 蜡液涂贴法 将石蜡加热到100℃，经15分钟消毒后，冷却到50℃～60℃，用无菌毛刷向患处涂抹。在涂抹第一层蜡液时，要尽量做到厚薄均匀，以形成保护膜。此后可涂抹温度稍高一些的石蜡液，但不要烫伤皮肤，各层尽快涂抹，厚度达1cm为止，最后以保温物品（如棉垫）包裹。

5. 蜡液浸泡法　将医用石蜡间接熔化，放入保温器皿中，温度控制在55.5℃～57.5℃为宜，将患部浸入蜡液之中（形成较厚蜡层时开始计算浸入蜡液的时间），15分钟后抽出。脱去蜡层，每日1～2次，15次为一疗程。本法适用于四肢疾患。

此外，还有浇蜡法，喷雾法，面部、眼部涂蜡法，阴道石蜡栓塞法等。

（三）地蜡疗法

1. 地蜡的熔点为52℃～55℃，其性质、作用和使用方法与石蜡大致相同。
2. 操作过程中，随时观察患者局部和全身情况。
3. 操作完毕，协助患者取舒适体位，嘱患者休息30分钟后再外出活动。
4. 清洗用物，归还原处，洗手，记录并签名。

七、注意事项

1. 蜡疗过程中，若出现过敏现象要停止操作。加热医用蜡时，要采用隔水加热法，以防烧焦或燃烧。
2. 用过的蜡，其性能（可塑性及黏滞性）降低，重复使用时，每次要加入15%～25%新蜡。用于创面或体腔部位的蜡，不能再做蜡疗。
3. 蜡疗的温度，要因人、因病而异，既防温度过低而影响疗效，又防温度过高而烫伤皮肤。

八、评价

1. 操作者是否掌握安全的温度，是否安置患者舒适体位。
2. 患者是否接受此种疗法；是否达到预期的疗效。
3. 患者局部皮肤有无烫伤。

第六节　熏　洗　法

熏洗法属于中医"外治"法的范畴，为历代医家所重视并普遍使用。本法是以中药性味功能和脏腑经络学说理论为依据，选用一定的方药，经过不同加热方法，利用中草药的热力或蒸气作用于皮肤、肉理，达到开泄腠理、清热解毒、消肿止痛、杀虫止痒、温经通络、活血化瘀、疏风散寒、祛风除湿、协调脏腑功能等作用。熏洗疗法一般先熏、后洗，使药物的有效成分通过皮肤的细胞、汗腺、毛囊、黏膜吸收和渗透进入人体，结合经络的沟通作用、脏腑的调节作用以及局部的刺激作用达到治疗的目的。

一、评估

1. 核对医嘱，了解患者当前的主要症状、发病部位、相关因素、既往史、是否接受过此项操作。

2. 妇科患者评估胎、产、经、带等情况。

3. 患者的体质、患处皮肤情况及是否有熏洗禁忌证。

4. 患者的年龄、文化层次、当前心理状态、对此项操作的信任度。

二、适应证

熏洗疗法的应用范围很广，涉及内、外、妇、儿、骨伤、五官、皮肤科的多种疾病。

1. 内科疾病 感冒、咳嗽、哮喘、肺痈、中风、高血压、头痛、呕吐、腹胀、便秘、淋证、脚气等。

2. 外科疾病 疔疮、痈疽、乳痈、烫伤、痔疮、肛裂、流火、软组织损伤、血栓闭塞性脉管炎、腱鞘炎等。

3. 妇科疾病 闭经、痛经、带下病、外阴瘙痒、外阴溃疡、外阴白斑、阴肿、阴疮、宫颈糜烂、盆腔炎、子宫脱垂等。

4. 儿科疾病 湿疹、腹泻、痄腮、麻疹、遗尿、小儿麻痹症等。

5. 骨伤科疾病 骨折、脱臼、外伤性关节僵化症、外伤性关节滑囊炎、肋软骨炎、肩周炎、网球肘、骨质增生、化脓性骨髓炎等。

6. 五官科、眼科疾病 睑缘炎、结膜炎、麦粒肿、巩膜炎、急慢性葡萄膜炎、泪囊炎、鼻衄、鼻窦炎、唇炎、耳疮等。

7. 皮肤科疾病 湿疹、脓疱疮、皮肤瘙痒、手足癣、银屑病、扁平疣等。

8. 美容美发 痤疮、头疮、斑秃、增白悦颜、祛斑等。

三、禁忌证

1. 妇女月经期、孕妇禁用。

2. 大汗、饥饿、过饱及过度疲劳者不宜进行熏洗法。

3. 急性传染性疾病、恶性肿瘤、严重心脏病、重症高血压、呼吸困难及有出血倾向者禁用熏洗法。

4. 眼部肿瘤、眼出血、急性结膜炎等不宜用熏眼法治疗。

5. 有大范围感染性病灶并已化脓破溃时，禁止使用局部熏洗法。

四、用物准备

治疗盘、药液、熏洗盆（根据熏洗部位的不同，也可备坐浴椅、有孔木盖浴盆及治疗碗等）、水温计、必要时备屏风及换药用品。

1. 四肢部位 盆内盛煎好的中药滤液、橡胶单、治疗巾、浴巾。

2. 眼部 治疗盘、治疗碗（内盛煎好的中药滤液）、纱布、镊子、胶布、眼罩。

3. 会阴部　坐浴盆内盛煎好的中药滤液、坐浴架、毛巾，必要时备屏风。

4. 全身熏洗　药液、开水、水温计、活动支架或小木凳、毛巾、浴巾、拖鞋、衣裤。

五、操作步骤

操作前准备：护士着装整齐，洗手、戴口罩；评估患者发病部位、症状、相关因素、既往史及心理状态等；备齐用物携至床旁，核对医嘱、患者姓名、诊断、部位及具体方法，做好解释，取得患者的合作；根据熏洗部位安排患者体位，暴露熏洗部位，必要时用屏风遮挡，冬季注意保暖。

操作：再次核对后将药液趁热倒入容器，根据不同部位按要求熏洗，药液偏凉时，随时添加热药液或更换；定时测药温，温度要适宜，注意观察和询问患者有无不适，了解其生理及心理感受，若感到不适，应立即停止；熏洗完毕，擦干皮肤。

操作后的整理：协助患者衣着，安排患者舒适体位，整理床单位、物品，清洗消毒后归还原处；洗手、记录并签全名。

（一）四肢部位熏洗法

1. 上肢熏洗法

（1）根据病情，遵医嘱备好药液，携用物至患者床边，做好解释。

（2）铺橡胶单，将药液趁热倒入盆内放于橡胶单上。

（3）将患肢架于盆上，用浴巾或布单围盖住患肢及盆，使药液蒸汽熏蒸患肢。待温度适宜时，将患肢浸泡于药液中约10分钟。

（4）浸泡完毕，擦干患肢，撤去橡胶单（药液可留至下次再用，一般每剂药液可泡2～3次）。

2. 下肢熏洗法

（1）备好药液。携用物至患者床边，做好解释。

（2）将煎好的药液乘热倾入木桶或铁桶中，桶内置1只小木凳，略高出药液面。患者坐在椅子上，将患足放在桶内小木凳上，用布单将桶口及腿盖严，进行熏蒸。待药液温度适宜时，取出小木凳，将患足浸泡在药液中，时间约10～20分钟。根据病情需要，药液可浸至踝关节或膝关节部位。

（3）熏洗完毕后，用干毛巾擦干皮肤，注意避风。

（二）眼部熏洗法

1. 备好药液，携用物至患者床边，做好解释。

2. 将煎好的药液（50℃～60℃）倒入治疗碗，盖上带孔的多层纱布，协助患者取端坐姿势，头部向前倾，将患眼贴至带孔的纱布上熏蒸。

3. 待药液温度适宜时，用镊子夹取纱布蘸药液频频擦洗眼部，稍凉即换，每次15～30分钟。也可用洗眼杯盛温热药汤（约为全杯容积的2/3），患者先低头，使洗眼杯口紧扣在患眼上，接着紧持洗眼杯随同抬头，不断开合眼睑，转动眼球，使眼部与药液接触。如患眼分泌物过多，应用新鲜药液多洗几次。

4. 洗毕，用毛巾轻轻擦干眼部，然后闭目休息 5~10 分钟。用无菌纱布覆盖患眼，胶布固定或戴上眼罩。

（三）坐浴法

1. 备好药液，携用物至患者床边，做好解释。

2. 将煎好的药液趁热倒入盆内，上盖一带孔的木盖。

3. 协助患者脱去内裤，暴露臀部，若创面有覆盖，则揭去敷料，将患处对准盖孔，坐于木盖上熏蒸。

4. 待药液温度适宜时，撤去木盖，让患者坐于盆内浸泡臀部，当药液偏凉时，应重新加温或添加热药液，每次熏洗 20~30 分钟。

5. 洗毕，擦干臀部。如需换药，则上药后敷盖无菌敷料，更换干净的内裤，安置舒适卧位。

6. 一般每天熏洗 1~2 次，每次 20~30 分钟。其疗程视病情而定，以病愈为准。

六、注意事项

1. 冬季要注意保暖，暴露部位尽量加盖衣被，防止受凉。

2. 熏洗时药液温度为 50℃~70℃，浸泡时温度为 38℃~43℃，以防烫伤。

3. 伤口部位熏洗时，要按无菌技术操作，以防感染。

4. 包扎部位熏洗时，应先揭去敷料，熏洗完毕，重新更换无菌敷料。

5. 所用物品需清洁消毒，每人一份，避免交叉感染。

七、评价

1. 药液温度是否适宜，患者体位是否舒适。

2. 操作的熟练度如何，是否达到预期目标。

3. 患者对此项操作的满意度如何，有无心理障碍。

第七节 全身药浴疗法

全身药浴疗法是将药物煎汤滤去药渣，趁热进行全身先熏蒸、后浸渍的一种方法。

一、评估

1. 患者当前的主要症状，女性是否处于特殊生理期及皮肤情况等；遵医嘱选用相应的药液、浸洗方法等。

2. 患者当前生理、心理状态，接受治疗的信心及相关因素。

二、适应证

常用于各种泛发性皮肤病和各种原因引起的全身关节酸痛、肢体麻木等。

三、禁忌证

严重心脏病患者，妇女妊娠期、月经期不宜用此法。

四、用物准备

药液、水温计、坐架、罩单、浴巾、软毛巾、拖鞋、衣裤。

五、操作步骤

1. 护士衣帽整洁，洗手、戴口罩，携用物至浴室。
2. 核对医嘱，做好解释工作。
3. 根据患者的具体情况调节浴室的温度。
4. 将过滤后的药液倒入浴盆内，稳妥放好坐架，以保证安全。
5. 必要时协助患者脱去衣裤，用浴巾裹身进入浴室。
6. 解去浴巾，扶患者坐于浴盆坐架上，用罩单围住全身和浴盆，仅露出头面，使药液蒸汽熏蒸全身。
7. 待药液温度适宜时，将四肢及躯体浸泡于药液中，用软毛巾协助患者浸洗，活动四肢关节。
8. 密切观察患者的面色、呼吸、脉搏，询问患者有无不适感，及时调节药液温度，浸泡时间一般为 20~40 分钟。
9. 药浴结束后，用温水冲去皮肤上的药液，擦干，协助患者穿好衣服，送回病床休息。
10. 清洁消毒浴盆、坐架、浴室，物归原处，洗手并记录。

六、注意事项

1. 操作前向患者解释药浴的目的、方法及注意事项，以取得合作，保证安全。
2. 浴室空气要流通，室温、水温均应适宜，药液置于能加温的浴缸内。注意勿使患者烫伤或受凉。
3. 对年老体弱、儿童或肢体活动不便者，应协助洗浴并严密观察。
4. 如患者有不适感，应马上出浴，进行对症处理。

七、评价

1. 是否掌握安全的药液温度、正确的用药时间及保暖的方法。
2. 患者是否感觉舒适、无烫伤。
3. 患者有无不良反应。

第八节 刮 痧 法

刮痧法又称"挑痧"，是指用边缘钝滑的器具，在患者体表一定部位反复刮动，使其局部皮下出现瘀斑或痧痕的一种治疗方法。属于砭石疗法、刺络疗法的一种。临床常用于缓解和解除外感时邪所致的高热头痛、恶心呕吐、腹痛腹泻等症状。

一、评估

1. 核对医嘱，了解患者目前主要症状、发病部位及诱发本病的相关因素。
2. 患者以往是否接受过此项操作及相关操作，疗效如何。
3. 患者体质、刮痧局部皮肤情况及当前生理、心理状态。
4. 了解患者对此项操作的熟悉度及信任度。

二、适应证

适用于外感湿邪所致的高热头痛、恶心呕吐等症；感受暑湿之邪所致的中暑、腹痛腹泻等症。

三、禁忌证

1. 年老体弱、过于消瘦、有出血倾向的患者及皮肤病变处禁用。
2. 五官孔窍处，孕妇的腹部、腰骶部禁用；小儿囟门未闭合时头部禁刮。

四、用物准备

治疗盘、牛角刮板（或用瓷匙、硬币、贝壳等物替代）、刮痧活血剂（或水、油等）、治疗巾或纸巾。

五、操作步骤

1. 根据医嘱备齐用物，携至床旁，再次核对。
2. 解释治疗目的、方法；协助患者取舒适、合理的体位；如胸腹、下肢内侧、前侧部多选用仰卧位或仰靠坐位；头部、颈部、背部、上肢和下肢外侧部多选用俯卧位或俯伏坐位及坐位。
3. 根据医嘱确定刮痧部位；常用的刮痧部位有头部、颈项部、胸部、肩背部及四肢部等；暴露刮痧部位，铺治疗巾或垫纸巾，冬季要注意保暖；必要时屏风遮挡。
4. 检查刮具边缘，确定光滑无缺损，以免划伤皮肤。
5. 手持刮具，蘸水、油或药液，在选定的部位，使刮痧用具始终与皮肤保持 45°～90°角，从上至下，由内向外，单一方向刮擦局部皮肤，不要来回刮动。如刮背部，则应在脊椎两侧沿肋间隙呈弧线由内向外刮，每次刮 8～10 条，每条刮 6～15cm。

6. 操作中，应保持刮痧板的湿润，刮擦数次后，操作者感觉刮具涩滞时，须及时蘸湿再刮，直至局部皮下呈现红色或紫红色痧痕为止，一般一个部位刮擦20次左右。

7. 操作完毕，清洁局部皮肤或用手掌按摩，协助患者衣着并安置舒适卧位。

8. 整理用物，分类消毒，归还原处，洗手、记录并签名。

六、注意事项

1. 保持病室内温湿度适宜，空气新鲜。所用力度适中，以患者能耐受为度，以免损伤皮肤或导致患者晕厥。

2. 操作过程中，应注意观察局部皮肤颜色变化情况，随时询问患者感觉，及时调整力度，以保证操作的顺利进行。如患者出现面色苍白、出冷汗、皮肤损伤等情况，应立即停止刮拭，让患者平卧或头低脚高位，饮糖水。并报告医师，及时处理。

3. 嘱咐患者刮治期间，注意休息，并保持心情愉快；饮食宜清淡、易消化，忌生冷油腻之品；刮痧出痧后30分钟内忌洗凉水澡。

4. 一般选3~5个部位，对不出痧或出痧少的部位不可强求出痧。骨骼、关节、肌肉丰满及需要点穴的部位应采用刮痧板棱角处点按刮拭。

5. 刮痧时间：本次刮痧与前次刮痧应间隔3~6天，以皮肤痧退为准。3~5次为一个疗程。

6. 刮痧板的保存：用肥皂和清水清洗，或用酒精、消毒液浸泡消毒后，涂食用油或刮痧油，置塑料袋中阴凉保存。如出现裂纹或缺口，可用细砂纸打磨。

七、评价

1. 患者体位及刮痧部位是否合理，操作的熟练度如何。

2. 患者局部皮肤反应是否正常。

3. 是否达到预期目标，患者对此项操作的满意度如何。

附：挤拧法

挤拧法又称挤痧、揪痧、扯痧等，此法是我国民间常用的疗法之一。临床多用于头痛、眩晕、咽喉疼痛、音哑、恶心、吐泻、中暑、外感风寒等病证。

挤拧部位：根据病情选用印堂、太阳、廉泉、天突穴两侧、胸、背、肋间、肩部及脐腹等部位。

挤拧方法：用食、中指或食、拇指屈起如钳状，蘸清水在一定部位的皮肤上反复提扯、挤拧、揪拔等，使浅层毛细血管充血，出现暗紫色痧痕或痧点；或用两手拇、食指相对挤压、揪扯皮肤，使皮肤出现痧痕，用针挑刺出血。达到疏通气血、通畅经络的目的。

第九节 药 熨 法

药熨法是将中药用白酒或食醋搅拌后炒热，装入布袋内，在患处或特定穴位来回移动或回旋运转，利用温热及药物的共同作用，以达到行气活血、散寒止痛、祛瘀消肿、温经通络等作用的一种治疗方法。

一、评估

1. 查对医嘱，了解患者是否有外伤史、受寒史及主要症状。
2. 外科腹痛者评估证候属性；女性患者评估月经期及孕产史。
3. 药熨局部皮肤有无破损、炎症及知觉的敏感度。
4. 了解患者当前的心理状态、年龄，对操作者及该项操作的信任度。

二、适应证

1. 脾胃虚寒引起的胃脘疼痛、腹冷泄泻、呕吐等。
2. 跌打损伤等引起的局部瘀血、肿痛等。
3. 扭伤引起的腰背不适、行动不便等，以及风湿痹证引起的关节冷痛、麻木、沉重、酸胀等。

三、禁忌证

1. 各种实热证或麻醉未清醒者禁用。
2. 腹部疼痛或包块性质不明者，孕妇腹部、身体大血管处、皮肤有破损处及局部无知觉处忌用。

四、用物准备

治疗盘、药物（根据医嘱准备）、白酒或醋、治疗碗、棉签、凡士林、双层纱布袋2个，另备大毛巾、炒锅、电炉、竹铲或竹筷，必要时备屏风。

五、操作步骤

1. 洗手、戴口罩；根据医嘱，将药物倒入锅中，用适量白酒或食醋搅拌均匀后，用文火炒至60℃~70℃，装入布袋内，用大毛巾裹好，保温、备用。
2. 备齐用物，携至床旁，再次核对；解释治疗目的、方法，以取得患者的配合；根据病情协助患者取舒适、合理的体位，并暴露药熨部位；注意保暖，视情况给予遮挡。
3. 用棉签在药熨处涂一层凡士林，将药袋放到患处或相应穴位处用力来回推熨，力量要均匀。开始时用力要轻，速度可稍快；随着药袋温度的降低，力量可增大，同时速度要减慢。药袋温度过低时，及时更换药袋，以保持温度，加强效果；药熨过程中要注意观察局部皮肤情况，防止烫伤。

4. 操作时间：每次 15～30 分钟，每日 1～2 次。

5. 药熨后擦净局部皮肤，协助患者衣着，取舒适卧位。

6. 整理用物，归还原处，洗手、记录，并签名。

六、注意事项

1. 药熨前嘱患者排空小便，冬季注意保暖。

2. 药熨温度不宜超过 70℃。年老、婴幼儿及感觉障碍者，药袋温度不宜超过 50℃，以免烫伤。

3. 操作过程中应保持药袋温度，凉后及时更换或加热。如患者感到不适应停止操作。

4. 布袋用后清洗消毒备用，中药可连续使用一周。

5. 炒药过程中要注意安全，中途加入白酒时要将炒锅离开热源，以免发生危险。

七、评价

1. 药熨时患者体位、部位是否合理。药熨后体位安置是否舒适。

2. 药熨时的温度是否恰当，方法是否正确，局部皮肤有无烫伤。

3. 是否达到预期目标，患者对此项操作的感受及满意度如何。

附：其他热熨法

（一）坎离砂熨法

坎离砂熨法是将坎离砂放入治疗碗内加适量陈醋，搅拌均匀，装入布袋内，利用铁和醋酸之化学反应所产生的热在患处进行热熨的一种方法。其适用范围、操作程序同药熨法，注意加入食用醋的量以坎离砂湿润为宜。

治疗时间：每次可熨 20～30 分钟，每日 1～2 次。坎离砂可反复使用，每次用时加入陈醋，直至不能产热时再更换。

（二）葱熨法

葱熨法是将新鲜大葱白 200～250g（切成 2～3cm 长）炒热入白酒 30ml，装入布袋中，在患者腹部热熨，达到升清降浊之功效。临床常用于消除腹水，通利小便，解除癃闭；以及缓解痿证、瘫痪等症状。

在患者腹部涂凡士林后，用葱熨袋从脐周右侧向左进行上下滚熨，使右升左降，排出腹内积水、积气，达到通利大小便的目的。葱熨袋温度降低后，可重新加热后再用。每次治疗时间为 20 分钟，一日 2 次。操作结束后，腹部应注意保暖，防止受凉。

（三）盐熨法

盐熨法是将颗粒大小均匀的大青盐或海盐 500～1000g，炒热，装入纱布袋内，待温度适宜时，在患处或特定部位来回运转的一种方法。临床多用于慢性虚寒性胃痛、腹泻、癃闭；痿痹瘫痪、筋骨疼痛；肾阳不足、耳鸣头晕等。

慢性虚寒性胃痛、腹泻可在胃脘部或腹部滚熨；痹证、瘫痪、筋骨疼痛直接熨患处；癃闭者熨神阙或小腹；头晕耳鸣可将盐熨袋枕于头下熨；肾阳不足者熨足心。每次熨 20～30 分钟，每日 2 次。

第十节　腧穴按摩法

腧穴按摩是在中医基本理论指导下，运用手法作用于人体穴位的一种治疗方法。它属中医外治法范畴，通过手法作用于人体体表的特定部位或穴位而产生作用，并由体表深入到体内，起到刺激局部、疏通经络、滑利关节、舒筋整复、活血祛瘀、调动机体抗病能力、调节脏腑功能的作用，能够治疗内、外、妇、儿各科的多种疾病。

一、评估

1. 核对医嘱。了解患者当前主要症状、发病部位及相关因素。
2. 患者体质及按摩部位皮肤情况。
3. 患者心理状况及对此项操作的信任度。

二、适应证

各种急、慢性疾病，如胃痛、肩周炎、失眠、便秘、牙痛、头痛等病证。

三、禁忌证

各种出血疾患、急性传染病、骨折移位或关节脱位、内脏器质性病变、妇女月经期、孕妇腰腹部、皮肤破损及瘢痕等部位禁用。

四、用物准备

治疗巾、大毛巾、介质（如葱姜水、麻油、冬青膏、红花油等），必要时备屏风。

五、操作步骤

1. 向患者解释穴位按摩的作用、方法，以取得合作。
2. 腰腹部按摩时，嘱患者先排空小便。
3. 安排合适的体位，必要时帮助解开衣服。冬季注意保暖。
4. 根据医嘱准确取穴，并选用适宜的手法和刺激强度进行按摩。
5. 操作过程中随时观察患者的一般情况，若有不适，应及时调整力度或停止操作，以免发生意外。
6. 操作后协助患者衣着，安排舒适的体位。

7. 洗手，记录并签字。

六、常用按摩基本手法

按摩又称推拿。临床常用推拿手法如下：

（一）推法

用指、掌或肘部着力于一定部位上，进行单方向的直线摩擦。用指称为指推法；用掌称为掌推法；用肘称为肘推法。操作时指、掌、肘要紧贴体表，用力要稳，速度缓慢而均匀，以能使肌肤深层透热而不擦伤皮肤为度。

此法可用于人体各部位。能提高肌肉的兴奋性，促进血液循环，并有舒筋活络作用。

（二）一指禅推法

用拇指指腹或指端着力于推拿部位，腕部放松，沉肩、垂肘、悬腕，以肘部为支点，前臂做主动摆动，带动腕部摆动和拇指关节做屈伸运动。手法频率每分钟 120～160 次，压力、频率、摆动幅度要均匀，动作要灵活，操作时要求达到透热感。

适用于头面、胸腹及四肢等处。具有舒筋活络、调和营卫、健脾和胃、祛瘀消积等作用。

（三）揉法

用手掌大鱼际、掌根或拇指指腹着力，腕关节或掌指做轻柔缓和的摆动。操作时用力要轻柔，动作要协调而有节律，一般速度每分钟 120～160 次。

适用于全身各部位。具有宽胸理气、消积导滞、活血化瘀、消肿止痛等作用。

（四）摩法

用手掌掌面或手指指腹附着于一定部位或穴位，以腕关节连同前臂做节律性的环旋运动。此法操作时肘关节自然弯曲，腕部放松，指掌自然伸直，动作要缓和而协调，频率每分钟 120 次左右。

此法刺激轻柔，常用于胸腹、胁肋部位。具有理气和中、消食导滞、调节肠胃蠕动等作用。

（五）擦法（平推法）

用手掌大鱼际、掌根或小鱼际附着于一定部位，进行直线来回摩擦。操作时手指自然伸开，整个指掌要贴在患者体表治疗部位，以肩关节为支点，上臂主动带动手掌做前后或上下往返移动。动作要均匀连续，推动幅度要大，呼吸自然，不可屏气，频率每分钟为 100～120 次。

适用于胸腹、肩背、腰臀及四肢部位。具有温经通络、行气活血、消肿止痛、健脾和胃等作用。

（六）搓法

用双手掌面夹住一定部位，相对用力做快速搓揉，同时做上下往返移动。操作时双手用力要对称，搓动要快，移动要慢。手法由轻到重，再由重到轻，由慢到快，再由快到慢。

适用于腰背、胁肋及四肢部位，一般作为推拿结束时手法。具有调和气血、舒筋通络等作用。

（七）抹法

用单手或双手拇指指腹紧贴皮肤，做上下或左右往返移动。操作时用力要轻而不浮，重而不滞。

适用于头面及颈项部。具有开窍醒脑、镇静明目等作用。

（八）振法

用手指端或手掌着力于体表，前臂和手部肌肉静止性强力地用力，产生振颤动作，操作时用力要集中在指端或手掌上，振动的频率较高，着力较重。

此法多单手操作，也可双手同时进行，适用于全身各部位和穴位，具有祛瘀消积、和中理气等作用。

（九）按法

用拇指指端、指腹、单掌或双掌（双掌重叠）按压体表，并稍留片刻。操作时着力部位要紧贴体表，不可移动，用力要由轻而重，不可用暴力猛然按压。

指按法适用于全身各部穴位，掌按法适用于腰背及腹部。具有放松肌肉、活血止痛等作用。

（十）捏法

用拇指与食、中两指或拇指与其余四指将患处皮肤、肌肉、肌腱捏起，相对用力挤压。操作时要连续向前提捏推行，均匀而有节律。

适用于头部、颈项部、肩背及四肢部位。具有舒筋活络、行气活血等作用。

（十一）拿法

捏而提起谓之拿，即用拇指与食、中两指或拇指与其余四指相对用力，在一定部位或穴位上进行节律性地提捏。操作时用力要由轻而重，不可突然用力，动作要和缓而有连贯性。临床常配合其他手法使用于颈项、肩部及四肢等部位。具有祛风散寒、舒筋通络等作用。

（十二）弹法

用一手指指腹紧压住另一手指指甲，受压手指端用力弹出，连续弹击治疗部位。操作时弹击力要均匀，频率为每分钟 120～160 次。

此法可用于全身各部，尤以头面、颈项部最为常用。具有舒筋活络、祛风散寒等作用。

（十三）掐法

用拇指指甲重刺穴位。掐法是强刺激手法之一，操作时要逐渐用力，达深透为止，不要掐破皮肤。掐后轻揉皮肤，以缓解不适。

此法多用于急救和止痛，常掐合谷、人中、足三里等穴。具有疏通血脉、宣通经络作用。

七、常见症状穴位按摩

（一）头痛

1. 取穴 印堂、头维、太阳、鱼腰、百会等头部穴位；风池、风府、天柱及项部两侧膀胱经穴位。

2. 手法 一指禅推法、揉法、按法、拿法。

3. 操作

（1）患者坐位。用一指禅推法从印堂开始，向上沿前额发际至头维、太阳，往返 3～4 遍，配合按印堂、鱼腰、太阳、百会等穴。再用五指拿法从头顶拿至风池，最后改用三指拿法，沿膀胱经拿至大椎两侧，往返4～5遍。时间5分钟左右。

（2）患者坐位。用一指禅推法沿项部两侧膀胱经上下往返治疗 3～4 分钟后，按风池、风府、天柱等穴。再拿两侧风池，沿项部两侧膀胱经自上而下操作4～5遍。时间5分钟左右。

（二）牙痛

1. 取穴 合谷、颊车、内庭、下关。

2. 手法 一指禅推法、掐法、揉法。

3. 操作 患者坐位。用一指禅推法在颊车、下关穴位治疗 3～4 分钟，再用掐法、揉法在合谷、内庭穴位治疗 3～4 分钟。

（三）胃痛

1. 取穴 中脘、气海、天枢、足三里；肝俞、脾俞、胃俞、三焦俞；肩井、手三里、内关、合谷及两胁部穴位。

2. 手法 摩、按、揉、一指禅推法、拿、搓、抹法。

3. 操作

（1）患者仰卧位。术者于患者右侧，先用一指禅推法、摩法在胃脘部治疗，使热量渗透于胃腑，然后按、揉中脘、气海、天枢等穴，同时配合按揉足三里。时间10分钟左右。

（2）患者仰卧位。用一指禅推法，从背部脊柱两旁沿膀胱经顺序而下至三焦俞，往返4～5遍，然后用按、揉法治疗肝俞、脾俞、胃俞、三焦俞。时间约5分钟。

（3）患者坐位。拿肩井循臂肘而下，在手三里、内关、合谷等穴做较强刺激。然后搓肩、臂，再搓抹两胁，由上而下往返4~5遍。时间约5分钟。

（四）腹胀

1. 取穴 中脘、天枢、脾俞、胃俞、大肠俞等穴。

2. 手法 摩、推、按、揉。

3. 操作

（1）患者仰卧位。术者用摩法在腹部沿升结肠、横结肠、降结肠顺序推摩3分钟，并在腹部做环形摩法3分钟。按中脘、天枢及双侧足三里，约3分钟。

（2）患者俯卧位。按两侧脾俞、胃俞、大肠俞，用掌推法沿腰椎两侧轻轻操作2分钟。

（五）便秘

1. 取穴 中脘、天枢、大横、关元、肝俞、脾俞、胃俞、肾俞、大肠俞、长强。

2. 手法 一指禅推法、摩法、按法、揉法。

3. 操作

（1）患者仰卧位。术者用一指禅推法在中脘、天枢、大横穴位处治疗，每穴约1分钟，然后按顺时针方向摩腹约10分钟。

（2）患者俯卧位。术者用一指禅推法沿脊柱两侧从肝俞、脾俞到八髎（双侧上、次、中、下髎）往返治疗。再用按、揉、摩法在肾俞、大肠俞、八髎、长强等穴治疗，往返2~3遍，时间约5分钟。

（六）失眠

1. 取穴 睛明、印堂、攒竹、鱼腰、太阳、迎香、风池、百会、神门、足三里。

2. 手法 按、推、摩、揉法，一指禅推法。

3. 操作

（1）患者仰卧位。术者坐于患者头部前方，用按法或揉法在睛明穴治疗5~6遍，再以一指禅推法自印堂穴向两侧眉弓至太阳穴往返治疗5~6遍，重点按揉印堂、攒竹、鱼腰、太阳等穴。推印堂沿鼻两侧向下经迎香沿颧骨至两耳前，往返2~3遍。用指推法自印堂穴沿眉弓分别推至两侧太阳穴，再换用其余四指搓推脑后部，沿风池至颈部两侧，重复两遍，然后点按百会、双侧神门、足三里穴。操作时间10分钟左右。

（2）患者仰卧位。顺时针方向摩腹，同时按中脘、气海、关元，时间6分钟。

八、注意事项

1. 操作前应剪短指甲，洗手，以防损伤患者皮肤。
2. 操作时用力要均匀、柔和、有力、持久，禁用暴力。

九、评价

1. 取穴准确度，手法是否正确适宜，熟练度如何。

2.体位安置是否合理舒适，患者的生理、心理感受如何，目标达到程度。

第十一节　针　刺　法

针刺法是利用金属制成的各种不同形状、型号的针，采用一定的手法，刺激人体腧穴的一种治疗方法。此法可通过刺激腧穴，激发经络之气，调整脏腑功能，以调和阴阳、疏通经络、行气活血、扶正祛邪，而达到防病治病的目的。临床常用的针刺法有毫针刺法、电针法、皮肤针法、水针法、耳针疗法等。

一、毫针刺法

（一）针具

1.毫针的构成

（1）制针材料：目前应用的毫针多采用不锈钢制成，但也有用金、银或其他合金制成的。

（2）毫针的结构：毫针由针尖、针身、针根、针柄、针尾五个部分构成。针身的尖端锋锐部分称为针尖，又称针芒，是刺入穴位的关键部位；针尖与针柄间的主体部分称为针身，又称针体，是刺入穴内的主要部分；针身与针柄连接的部分称为针根，是刺入深度与提插幅度的标志；针根至尾的部分，用金属丝缠绕而成称为针柄，是持针、运针、温针的部位；针柄的末梢部分称为针尾，又名针顶，可作为捻转角度的标志（图8-1）。

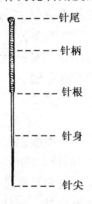

图 8-1　毫针的结构

2.毫针的规格　主要以针身的长短和粗细来区分。

（1）毫针的长短规格：毫针的长短，原来以"寸"计算，现在以法定单位"mm"表示，临床上以 25~75mm 的毫针较为常用（表8-1）。

表 8 – 1　　　　　　　　　　　　　　毫针长短规格表

寸	0.5	1.0	1.5	2.0	2.5	3.0	3.5	4.0	4.5	5	6
毫米	15	25	40	50	65	75	90	100	115	125	150

（2）毫针的粗细规格：毫针的粗细，原来用"号数"表示，现在以法定单位"mm"表示，临床上以 0.32~0.38mm 的毫针较为常用（表 8 – 2）。

表 8 – 2　　　　　　　　　　　　　　毫针粗细规格表

号数	26	27	28	29	30	31	32	33
直径（mm）	0.45	0.42	0.38	0.34	0.32	0.30	0.28	0.26

3. 毫针的检修　由于毫针针体较细，经反复使用、高温高压灭菌，容易出现弯曲、断柄等现象，所以要对毫针进行检修。检修的内容包括针尖有无钩曲、变钝、偏正，针身有无弯曲锈蚀，针柄有无断裂等。若针尖不正、过钝、有钩者，可用细砂纸或细磨石重新磨好，使针尖正直光滑，尖而不锐，圆而不钝，如松针状为宜。如发现针身轻度弯曲，可用手指或竹片夹住针身，将其捋直；若弯曲成锐角或生锈剥蚀，应弃之不用；若发现针柄与针身接触不牢，也不应使用。检修合格的针放入针盒内消毒备用。

（二）针刺前的准备

1. 针刺前练习　毫针的针身细软，如果没有一定的指力和熟练的手法，就很难顺利进针和进行各种手法的操作，这不仅可引起患者疼痛，而且会影响治疗效果；因此指力和手法的练习，是初学针刺的基础，是顺利进针、减少疼痛、提高疗效的基本保证，故在临证前必须练好指力和手法。

（1）纸垫练针法：用松软的卫生纸折叠成厚 2~3cm，长 8cm、宽 5cm 的纸块，用棉线呈"井"字形扎紧，做成纸垫。练针时左手持纸垫，右手拇、食、中三指如持笔状夹持针柄，使针尖垂直抵触在纸垫上，然后捻动针柄，同时手指向下施加压力，通过捻、压，使毫针刺穿纸垫，然后另换一处练习，此种方法主要是锻炼指力和捻转的基本手法。开始练针时使用 1~1.5 寸的短针，指力练到一定程度后，可用 2~3 寸的长针；先用右手练习，后用左手练习。

（2）棉团练针法：取棉花一团，用棉线缠绕，内松外紧，外包一层白布，用线封口，做成直径约 6~7cm 的圆球。练习时先用短毫针在棉团上练习进针、出针、上下提插、左右捻转等基本手法，待短针运用自如以后，再改用长针进行练习。

通过以上各种方法的练习，要求达到进针、出针顺利，提插幅度一致，捻转角度准确，频率快慢均匀，并运用自如。但为了更好地掌握针刺方法，体验针刺的各种感觉，还应进行自身试针或两人之间互相试针，以便临床针刺施术时，心中有数，提高针刺手法的操作水平。

2. 选择针具　在针刺之前，必须选择针身光滑挺直、圆正匀称、坚韧富有弹性的针具，凡针身有剥蚀、锈痕、针尖不正、有钩、过钝者不宜使用。

在选择针具时，除应注意上述事项外，在临床上还应根据患者的年龄、体质、体形、病情、腧穴部位，选择长短、粗细适宜的针具。如年轻、体壮、肥胖、实证及皮厚肉多的穴位选粗针、长针；而老幼、体弱、瘦小、虚证及皮薄肉少的穴位选细针、短针。

3. 选择体位　一般而言，选择体位应以医生正确取穴、操作方便、患者舒适、便于留针为原则。临床针刺常用的体位有以下几种：

（1）仰卧位：适用于取身体前部的腧穴。如取头面、胸、腹部的腧穴及四肢的部分腧穴，对初次针刺、精神紧张、体虚病重者尤为适宜。

（2）俯卧位：适用于取身体后部的腧穴。如取头、项、背、腰、臀部及下肢后面的腧穴。

（3）侧卧位：适用于取身体侧面的腧穴和上、下肢部分腧穴。

（4）仰靠坐位：适用于取前头、颜面、颈前、上胸部、肩部以及上肢的部分腧穴。

（5）俯伏坐位：适用于取头项、后头、项背和肩部的腧穴。

（6）侧伏坐位：适用于取侧头、面颊、颈侧、耳部的腧穴。

4. 消毒　针刺前必须做好消毒工作，否则会造成交叉感染。消毒包括针具器械消毒、操作者手指消毒、腧穴部位消毒。

（1）针具器械消毒：针具器械消毒包括高压蒸汽灭菌（将所用的针具分别用纱布包好，放入高压蒸汽锅内消毒，在 $1.0 \sim 1.4 kg/cm^2$ 的压力、120℃温度下持续时间30分钟），煮沸消毒（将针具用纱布包好，放入盛有清水的消毒锅内，煮沸后持续 $15 \sim 20$ 分钟），药物浸泡消毒（将针具置于75%酒精内浸泡 $30 \sim 60$ 分钟，取出后用消毒毛巾擦干备用，也可用"84"消毒液浸泡消毒）。经过消毒的毫针，应放在消毒过的针盒内，对某些传染病患者用过的针具，必须严格消毒灭菌后再用；对于普通患者，应做到一穴一针。为防止交叉感染，有条件者，可采用一次性无菌毫针。

（2）操作者手指消毒：先用肥皂水洗刷干净，再用75%酒精棉球擦拭。施术时尽量避免手指接触针身，需要接触时可用干棉球或无菌纱布作间隔物，以保持针身无菌，防止针刺局部感染。

（3）腧穴部位消毒：腧穴部位一般可用75%酒精棉球由中心向周围擦拭消毒，也可用2%碘酊消毒，再用75%酒精脱碘。

（三）针刺方法

1. 进针法　进针法是指将针刺入皮肤的操作方法。临床上一般用右手持针操作，称之为"刺手"，主要是以拇、食、中三指夹持针柄，拇指指腹与食指、中指相对，其状如持毛笔；左手爪切按压所刺部位或辅助针身，故称左手为"押手"。刺手的作用是掌握针具，施行手法操作，进针时运指力于针尖，使针顺利刺入皮肤，再行捻转，刺向深层，并施行上下提插、左右捻转、弹震刮搓及出针等各种手法。押手的作用是固定腧穴位置，夹持针身，协助刺手进针，使针身有所依附，不致摇晃和弯曲，便于进针，减少疼痛，调节和控制针感。临床上常用的进针方法有以下几种：

（1）单手进针法：右手拇、食指夹持消毒干棉球，夹住针身下端，使针尖露出 $3 \sim 5mm$，对准腧穴位置，迅速刺入腧穴，然后将针捻转刺入一定的深度，并根据需要选用适当押手配合行针（也可用酒精消毒手指而不垫棉球）。适用于短毫针进针。

(2) 双手进针法

①指切进针法：又称爪切进针法，以左手拇指或食指端切按在穴位旁，右手持针，紧靠左手指甲面将针刺入皮肤。此法适宜于短针的进针。

②夹持进针法：或称骈指进针法，以左手拇、食二指持捏消毒干棉球，夹住针身下端，露出针尖 1~2mm，将针尖固定于针刺穴位的皮肤表面，右手持针柄，使针身垂直，在右手指力下压时，左手拇、食指同时用力，两手协同将针刺入皮肤。此法适用于肌肉丰满部位及长针的进针。

③提捏进针法：以左手拇、食二指将针刺部位的皮肤捏起，右手持针，从捏起部位皮肤的上端刺入。此法适宜于皮肉浅薄部位的腧穴进针。

④舒张进针法：用左手拇、食二指将所刺腧穴部位的皮肤向两侧撑开绷紧，右手持针，使针从左手拇、食二指的中间刺入。此法适宜于皮肤松弛或有皱褶部位腧穴的进针。

(3) 针管进针法：选用玻璃或金属制成的针管，针管的长度约比毫针短 6~9mm，以便露出针柄，针管的直径，以能顺利通过针尾为宜。进针时，用左手将针管置于应刺的腧穴上，右手将针装入管内，然后用食指叩打或用中指弹击针管上端露出的针尾，即可使针刺入，取下针管后，即可运用行针手法。

以上各种进针方法，在临床上应根据腧穴所在部位的解剖特点、针刺深浅和手法的要求，灵活选用，以便于顺利进针和减少患者的疼痛。

2. 进针的角度、深度和方向　在针刺操作过程中，正确掌握针刺的角度、方向和深度，是增强针感、施行补泻、提高疗效、防止针刺意外发生的重要环节。

(1) 进针的角度：指进针时针身与皮肤表面形成的夹角。一般分直刺、斜刺和平刺三种（图 8-2）。

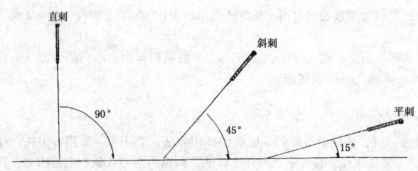

图 8-2　进针的角度

①直刺：针身与皮肤表面呈 90°角垂直刺入。适用于人体大部分腧穴，尤其是肌肉丰厚部位的腧穴，如四肢、腹部、腰部的穴位。

②斜刺：针身与皮肤表面呈 45°左右倾斜刺入。适用于肌肉较浅薄处、内有重要脏器或不宜于直刺、深刺的腧穴，如胸背部、关节部穴位。

③平刺：又称沿皮刺、横刺。针身与皮肤表面呈 15°左右沿皮刺入。适用于皮薄肉少处的腧穴，如头面部、胸骨部腧穴。

（2）进针的深度：指针身刺入腧穴皮肉的深浅。一般根据患者的体质、年龄、病情及针刺部位而定。

①体质：体弱形瘦者宜浅刺，体壮肥胖者宜深刺。

②年龄：小儿娇嫩之体及年老体弱者宜浅刺，中青年身强体壮者宜深刺。

③病情：阳证、表证、虚证、新病宜浅刺，阴证、里证、实证、久病宜深刺。

④部位：头面和胸背及皮薄肉少处的腧穴宜浅刺，四肢、臀、腹及肌肉丰满处的腧穴宜深刺。

（3）针刺方向：一般根据经脉循行方向、腧穴分布部位和所要求达到的组织结构等情况而定。有时为了使针感到达病所，可将针尖对向病痛处。针刺的方向与针刺的角度是密切相关的。

3. 行针与得气 行针又称为运针，是指将针刺入腧穴后，为了使患者得气、调节针感以及进行补泻而施行的各种针刺手法。得气又称"针感"，是指将针刺入腧穴后所产生的经气感应，经气感应产生时，操作者会感到针下有徐和或沉紧的感觉，同时患者在针刺部位有酸、麻、胀、重等感觉，这种感觉可沿着一定的方向扩散传导。如果没有经气感应而不得气时，操作者则感到针下空虚无物，患者亦无酸、麻、胀、重等感觉。

常用的行针手法有以下两种：

（1）提插法：将针刺入腧穴一定深度后，将针身提到浅层，再由浅层插到深层的操作方法。将针身由深层向上退到浅层为提，反之使针从浅层向下刺入深层为插，如此反复地做上下纵向运动就构成了提插法。目的是为了加大刺激量，使局部产生酸、麻、胀、重的感觉。

（2）捻转法：将针刺入腧穴一定深度后，以右手拇指和中、食二指持住针柄，进行一前一后的来回旋转捻动的操作方法。捻转幅度愈大，频率愈快，刺激量也就愈大，反之刺激量就小。捻转的角度、频率及操作时间，应根据患者的体质、病情和腧穴的特征而定。

以上两种手法既可单独使用，也可相互配合运用，在临床上必须根据患者的具体情况灵活掌握，才能发挥其应有的作用。

4. 针刺补泻

（1）补法：指能够鼓舞人体正气，使机体虚弱的功能恢复正常的针刺方法。进针慢而浅，提插轻，捻转幅度小，留针后不捻转，出针后多揉按针孔。多用于虚证。

（2）泻法：指能够疏泄病邪，使机体亢进的功能恢复正常的针刺方法。进针快而深，提插重，捻转幅度大，留针时间长并反复捻转，出针时不按针孔。多用于实证。

（3）平补平泻法：进针深浅适中，刺激强度适宜，提插和捻转的幅度中等，进针和出针用力均匀，适用于一般患者。

具体针刺补泻手法如下（表8-3）。

表8-3   常用针刺补泻手法

名称	操 作 方 法	
	补 法	泻 法
徐疾法	进针慢（分部进），　先浅后深 出针快（一次退）	进针快（一次进），　先深后浅 退针慢（分部退）
提插法	插针较重（紧按），提针较轻（慢提）	插针较轻（慢按），提针较重（紧提）
捻转法	左转（拇指向前、食指向后）	右转（拇指向后、食指向前）
迎随法	针尖顺着经脉循行去的方向	针尖迎着经脉循行来的方向
呼吸法	患者呼气时进针，吸气时出针	患者吸气时进针，呼气时出针
开阖法	出针快，急闭其穴	出针慢，摇大针孔，不闭其穴

5. 留针与出针

（1）留针：指将针刺入腧穴并施行手法后，使针留置穴内。目的是为了加强针刺的作用和便于继续行针施术。留针与否及留针时间的长短，应根据患者病情而定，一般病证施术完毕后即可出针或留针 10~20 分钟，但对某些特殊病证可延长留针时间，如急性腹痛、角弓反张、持续哮喘等，老人、小儿、危重病证不宜久留针。

（2）出针：又叫起针、退针、拔针，在施行针刺手法或留针达到预定要求后，即可出针，拔针时先以左手持消毒干棉球按压在针孔周围的皮肤，右手持针作轻微捻转后将针提至皮下，然后将针拔出，并用消毒干棉球按压针孔，以防出血。

（四）实施程序

1. 评估

（1）了解既往史、当前主要症状、发病部位及相关因素。

（2）了解患者的年龄、文化层次、当前心理状态和对疾病的认识。

（3）估计患者的体质、精神状态及对此操作的信任度。

2. 适应证　适用于内、外、妇、儿、五官等各科病证，尤其是各种痛证，效果迅速而显著，如头痛、胁痛、胃脘痛、腹痛、腰痛、痛经、牙痛、咽喉肿痛等。

3. 禁忌证　患者疲乏、饥饿或精神高度紧张时不宜针刺；年老体弱者慎用针刺；皮肤有感染、溃疡、瘢痕、肿瘤的部位，以及有出血倾向及高度水肿者不宜针刺；小儿囟门未闭合时头顶部腧穴不宜针刺。

4. 用物准备　治疗盘、2%碘酊、75%酒精、无菌棉球、无菌毫针盒、棉签、无菌持物镊、清洁弯盘，必要时备浴巾、垫枕、屏风等。

5. 操作步骤

（1）操作者服装、鞋帽整洁，洗手，戴口罩。

（2）备齐用物，携至床旁，做好解释，再次核对医嘱。

（3）协助患者解衣，按针刺部位取适宜体位。

（4）选好腧穴后，先用拇指按压穴位，询问患者有无感觉。

（5）消毒进针部位，选取合适的毫针，检查针柄是否松动、针尖是否有钩等，术者消毒手指。

（6）根据针刺部位，选择相应的进针方法，正确进针。

（7）得气后调节针感，一般留针 10~20 分钟。

（8）在针刺及留针过程中，密切观察有无晕针、滞针等异常情况，如出现意外，应紧急处理。

（9）起针，检查针数。

（10）协助患者穿好衣裤，安置舒适卧位，整理床铺，清理用物，归还原处，洗手，记录并签名。

6. 注意事项

（1）孕妇腰骶部、腹部及能引起宫缩的部位不宜针刺。

（2）对重要脏器所居之处的腧穴，不宜直刺、深刺。

（3）针刺眼区、项部、小腹部以及脊椎部的腧穴时，要掌握进针角度、深度、幅度和留针时间。

（4）严格执行无菌操作，一穴一针，防止交叉感染。

7. 评价

（1）腧穴定位是否准确，患者是否"得气"。

（2）是否达到预期的效果，有无针刺意外发生。

（3）患者对本操作的认识及耐受程度如何，是否满意。

（五）针刺意外的处理及预防

1. 晕针 是指在针刺过程中患者出现头晕目眩、面色苍白、胸闷欲呕，甚或晕厥的现象。

（1）原因

1）初诊患者精神紧张。

2）素体虚弱，或大汗、大泻、大出血之后，或疲劳、饥饿等。

3）体位选择不当，操作者手法过重，刺激量过大。

4）治疗室空气不流通，闷热，或室温太低、寒冷。

（2）临床表现：患者突然出现精神疲倦、头晕目眩、面色苍白、恶心欲吐、胸闷心慌、汗出肢冷、脉细弱，严重者可见神志昏迷、四肢厥冷、唇甲青紫、血压下降、二便失禁、脉微欲绝。

（3）处理

1）立即停止针刺，将针全部起出，让患者平卧，注意保暖。

2）轻者给饮温开水或糖水，静卧片刻即可恢复；重者在上述处理的基础上，指掐或针刺人中、合谷、内关、足三里；或灸百会、气海、关元。

3）若仍不缓解，应配合其他治疗及抢救措施。

（4）预防

1）对初次接受针刺、体弱及精神过度紧张者，应先做好解释工作，消除其对针刺的顾虑，同时选择舒适的体位，选穴宜少，手法宜轻。

2）饥饿、大出汗后、疲劳者应先进食、饮水，休息后再行针刺。

3）注意室内通风，保持空气新鲜。

4）针刺和留针过程中，密切观察患者的神色，及早发现晕针先兆，及时处理。

2. 滞针　是指针刺后针下异常紧涩，行针困难的现象。

（1）原因

1）患者精神紧张，针刺入后局部肌肉强烈收缩。

2）行针时向单一方向捻针太过，导致肌纤维缠绕针身。

3）留针时间太长，有时也会出现滞针。

（2）临床表现：针身在体内捻转提插困难，严重时不能捻转提插，也不能出针，局部疼痛难忍。

（3）处理

1）解除患者紧张情绪，尽量使肌肉放松，或在滞针腧穴附近，进行循按，或弹击针柄，或在附近再刺1~2针，以宣散气血，待肌肉松弛后再起针。

2）因单向捻针造成的，应反向将针捻回，并用刮柄、弹柄法，使缠绕的肌纤维松解，即可消除滞针。

（4）预防

1）对精神紧张者，针刺前应做好解释工作，消除顾虑。

2）操作方法要正确，行针时避免单向连续捻转。

3. 弯针　是指进针后针身在体内形成弯曲的现象。

（1）原因

1）术者针刺手法过猛，针尖碰到坚硬组织。

2）针刺或留针过程中患者移动体位，或针柄受到外力压迫、碰撞。

3）滞针后未作及时处理。

（2）临床表现：针柄改变了刺入时的方向和角度，提插、捻转、出针均感困难，患者感到针处疼痛。

（3）处理

1）将针身轻微弯曲，将针缓慢拔出；弯曲角度较大时，应顺着弯曲的方向顺势将针退出。若针身弯曲不止一处，须视针柄扭转倾斜的方向，逐渐分段慢慢拔出。

2）由体位改变引起者，应协助患者慢慢恢复原来体位，使局部肌肉放松，再行退针，切忌强行拔针，以防折针。

（4）预防

1）术者手法要熟练，指力要均匀轻巧，避免进针过猛、过快。

2）患者体位要舒适，不要随意变换体位，注意保护针柄不受外力碰撞。

3）及时处理滞针。

4. 断针　即折针，是指针刺过程中针身折断在患者体内的现象。

（1）原因

1）针具质量欠佳，针身或针根有损伤、锈蚀、裂痕，针刺前未检查。

2）行针时手法过猛、过强。

3）留针时患者体位改变或针柄受到外力碰撞。

4）滞针、弯针未能及时正确地处理。

（2）临床表现：行针时或出针后发现针身折断，其断端部分针身尚露于皮肤之上，或断端全部没入皮肤之下。

（3）处理

1）发现断针时要镇定，嘱患者不要移动体位，防止断针陷入深层。

2）用止血钳或镊子夹住外露部分拔出。

3）断端与皮肤相平或稍凹陷于皮内，可用拇、食二指垂直轻压针孔两旁，使断端显露后，用镊子将断针取出。

4）断针完全陷入肌肉深层时，应在X线下定位，手术取出。

（4）预防

1）认真检查针具，不符合要求者剔除不用。

2）针刺手法熟练、轻巧，不可强力猛刺，使用电针时切忌突然增强电流量。

3）留针时嘱患者不要随意变换体位。

4）针刺时勿将针身全部刺入，应留部分于皮肤之外。

5）及时处理滞针、弯针。

5. 血肿　指针刺部位出现皮下出血并引起肿痛的现象。

（1）原因

1）针刺时刺伤小血管，或针尖弯曲带钩碰伤血管或刺伤皮下组织。

2）有出血倾向的患者，针刺后易发生血肿。

（2）临床表现：起针后，针刺部位肿胀疼痛，继而皮肤呈现青紫色。

（3）处理

1）微量皮下出血而致小块青紫者，一般不必处理，可自行消退。

2）局部肿胀疼痛剧烈、青紫面积较大者，可先冷敷止血，再做热敷或在局部轻轻揉按，以促进局部瘀血消散吸收。

（4）预防

1）仔细检查针具，锈针、带钩的针弃之不用。

2）熟悉人体解剖部位，避开血管针刺。

3）出针时立即用消毒干棉球按压针孔1~2分钟。

6. 气胸　指针刺时误伤肺脏，空气进入胸腔发生气胸的现象。

（1）原因：针刺胸背部及锁骨附近腧穴时，因针刺角度、深度不当或患者突然咳嗽，均可误伤肺脏，引起气胸。

（2）临床表现：轻者突然胸闷、胸痛、咳嗽、心悸，重者出现呼吸困难、唇甲紫绀、气促、出汗等现象。患侧听诊呼吸音明显减弱或消失，心率增快，脉搏细弱，血压下降，X线胸部透视或摄片可发现气管向健侧移位。

（3）处理

1）发现气胸应立即报告医生，让患者平卧或半坐卧位，避免咳嗽。

2）轻者经卧床休息、镇咳、消炎等处理，可自行吸收而痊愈。

3）重者应立即采取抢救措施，如胸腔减压术、给氧、抗休克等。

（4）预防：凡对胸背部及锁骨附近腧穴进行针刺治疗时，应严格掌握针刺的深度，可采用斜刺、横刺等手法，不宜直刺、深刺，留针时间不宜过长。

二、电针法

电针法是在针刺腧穴"得气"后，在针上通以接近人体生物电的微量电流，利用针与电两种刺激相结合，以防治疾病的一种方法。

（一）评估

1. 了解患者当前的主要症状、相关因素。

2. 估计患者当前的心理状态、体质、形体、耐受能力等。

3. 了解局部皮肤情况。

4. 了解患者的性别、年龄；若为女性患者，还应了解月经等情况。

（二）适应证

1. 各种痛证、痹证、痿证。

2. 心、胃、肠、胆、膀胱、子宫等器官的功能失调。

3. 癫狂证，肌肉、韧带及关节的损伤性疾病。

4. 针刺麻醉。

（三）禁忌证

心脏病患者禁用，孕妇慎用。

（四）用物准备

治疗盘、电针仪、毫针盒、无菌持物镊、无菌干棉球、棉签、皮肤消毒液、弯盘、浴巾、屏风。

（五）操作步骤

1. 操作者服装、鞋帽整洁，洗手、戴口罩。

2. 备齐用物，携至床旁，做好解释，取得合作。

3. 核对医嘱，选好穴位，先用拇指按压穴位，询问患者是否有酸、胀感觉，以核准穴位，然后进行皮肤消毒，按毫针刺法进针。

4. 得气后，将电针仪输出电位器调至"0"，再将电针仪的两根导线分别连接在两根针柄上。

5. 打开电针仪的电源开关，选择适当波型（密波：其高频脉冲一般在 50～100 次/秒，常用于止痛、镇静、缓解肌肉和血管痉挛、针刺麻醉等；疏波：低频，其频率为 2～5 次/秒，刺激作用较强，能引起肌肉收缩，提高肌肉韧带的张力，常用于治疗痿证和各种肌肉、关节、韧带、肌腱的损伤等；其他尚有疏密波、断续波、锯齿波等），慢慢旋转电位器由小到大，逐渐调节输出电流到所需量值（患者有酸麻感，局部肌肉有抽动）。

6.通电过程中应观察导线有无脱落，并注意观察患者的反应，有无晕针、弯针、折针等情况，通电时间一般为 5～20 分钟。

7.电针完毕，将电位器调至"0"位，关闭电源，拆除输出导线，将针慢慢提至皮下，迅速拔出，用无菌干棉球按压针孔片刻。

8.操作完毕，协助患者衣着，安排舒适体位，整理床单位，清理用物，归还原处，洗手，记录穴位、通电参数、患者反应、治疗效果并签名。

（六）注意事项

1.电针仪在使用前须检查性能，导线接触是否良好，如电流输出时断时续，应检修后再用，干电池使用过一段时间后，如电流输出微弱，需更换新电池。

2.电针仪最大输出电压在40V以上者，最大输出电流应控制在1mA以内，避免发生触电事故。

3.调节电流量时，应从小到大，切勿突然增强，防止引起肌肉强烈收缩，患者不能忍受或造成弯针、断针、晕针等意外。

4.在心前区或附近使用电针时，应避免电流回路通过心脏；在延髓和脊髓附近使用电针时，电流宜小，以免发生意外；孕妇慎用电针。

5.毫针的针柄经温针火烧以后，表面氧化不导电，不宜使用，若使用可夹在针体上。

（七）评价

1.针刺穴位是否准确，电流量是否适宜。
2.是否收到预期效果，是否出现异常情况。
3.患者对本操作的认识及满意度如何。

三、水针法

水针法又称穴位注射法，是将药液注入穴位，利用针的刺激作用和药物的药理作用，发挥综合效能，以防治疾病的一种治疗方法。

（一）针具选择

穴位注射一般可用 1ml、2ml、5ml 注射器，若肌肉肥厚部位可使用 10ml、20ml 注射器。针头可选用 5～7 号长针头，临床上一般以 5 号长针头最常用。注射器和针头均应严格消毒。

（二）常用药物和剂量

1.常用药物　①中药注射液，如复方当归注射液、丹参注射液、柴胡注射液、川芎嗪注射液、鱼腥草注射液、清开灵注射液等；②西药注射液，如维生素 B_1、B_{12} 注射液、维生素 C、硫酸阿托品、强的松龙、盐酸普鲁卡因、利血平等。

2. 注射剂量 用药剂量取决于注射部位、药物性质及浓度。一般耳穴每穴注射 0.1ml，头面部 0.3~0.5ml，四肢部 1~2ml，胸背部 0.5~1ml，腰臀部 2~5ml；5%~10% 葡萄糖液每次可注射 10~20ml，而刺激性较大的药物和特异性药物（如激素、阿托品等）一般用量较小，每次用量多为常规量的 1/10~1/3，中药注射液常规量为 1~4ml。

（三）评估

1. 了解患者的性别、年龄、当前的主要症状、相关因素。
2. 估计患者当前的心理状态、体质、形体、耐受能力等。
3. 检查注射部位的皮肤情况。
4. 有无药物过敏史。

（四）适应证

本法适用范围广泛，临床常用于关节痛、腰腿痛、头痛、心悸、咳嗽、支气管哮喘、胃痛、腹泻、脑血管意外后遗症、高热、小儿麻痹后遗症、慢性鼻炎、斑秃、子宫脱垂等。

（五）禁忌证

疲乏、饥饿或精神高度紧张者；皮肤有感染、瘢痕或有肿瘤的部位；有出血倾向及高度水肿者；孕妇的下腹部、腰骶部等禁用。

（六）用物准备

治疗盘、药物、注射器及针头、皮肤消毒液、棉签、棉球、砂轮、弯盘。

（七）操作步骤

1. 操作者服装、鞋帽整洁，洗手、戴口罩。
2. 备齐用物，携至床旁，做好解释，以取得合作。
3. 根据病情选穴，取合理体位，协助患者解衣，暴露局部皮肤，注意保暖。
4. 再次核对，确定注射穴位，测试患者局部反应，常规消毒局部皮肤。
5. 左手绷紧皮肤，右手持注射器（已排除空气），针尖对准穴位，迅速刺入皮下，然后用针刺手法将针身刺至一定深度，并上下提插，得气后若回抽无血，即将药液缓慢注入，推注药液时，急性病、体强者可用较强刺激，推液可快；慢性病、体弱者宜用较轻刺激，推液可慢；一般疾病，可用中等刺激，推液中等速度。如所用药液较多时，可由深至浅，边推药液边退针。
6. 在注射过程中，应密切观察患者病情，如出现晕针、折针等意外情况，应紧急处理。
7. 药液注完后，快速拔针，用无菌棉签轻按针孔片刻，以防出血，再次核对。
8. 操作完毕，协助患者衣着，整理床单位，安排舒适体位，清理用物，归还原处，洗手、记录并签名。

（八）注意事项

1. 严格执行三查七对及无菌操作，防止感染。

2. 操作前应检查注射器有无漏气，针头是否有钩。

3. 注意药物的性能、药理作用、剂量、药物的有效期、配伍禁忌、副作用及有无过敏反应；凡能引起过敏反应的药物，必须先做皮肤过敏试验，结果为阴性后，方可使用；副作用大或刺激性较强的药物不宜做穴位注射。

4. 选穴要准确，深浅度适宜，注药前应回抽，以免药液注入血管内、关节腔和脊髓腔。

5. 孕妇不宜水针；年老体弱者选穴宜少，药液剂量酌减。

6. 进针后，如患者有触电感，应稍退针后再推药，以免损伤神经。

7. 选穴宜少而精，一般以 1~2 穴为宜，最多不超过 4 个穴。腧穴应交替轮换使用，一穴不宜连续使用。

（九）评价

1. 定位是否准确，体位是否合理舒适，患者有无"得气"感应。

2. 是否达到预期的效果，患者对本操作的认识及接受程度如何。

3. 患者对此项操作的满意度如何。

四、耳针法

耳针是采用针刺或其他物品（如王不留行、菜籽等）刺激耳廓上的穴位或反应点，以防治疾病的一种治疗方法。适用范围较广，操作简便，并可用于外科手术麻醉及协助疾病的诊断。

（一）概述

1. 耳与脏腑、经络的关系　①耳与脏腑的关系密切。耳与五脏均有生理功能上的联系，如《灵枢·脉度》云："肾气通于耳，肾和则耳能闻五音矣。"《素问·金匮真言论》云："南方赤色，入通于心，开窍于耳，藏精于心。"②耳与经络之间有着密切的联系。六阳经经脉循行于耳中或分于耳周，六阴经经脉通过各自的经别间接上达于耳。

2. 耳廓的表面解剖

（1）耳垂：耳廓下部无软骨的部分。

（2）耳甲艇：耳轮脚以上的耳甲部分。

（3）耳甲腔：耳轮脚以下的耳甲部分。

（4）耳轮：耳廓最外缘的卷曲部分；其深入耳腔的横行突起部分为耳轮脚。

（5）对耳轮：在耳轮内侧，与耳轮相对的隆起部，其上方有两分叉，向上一支为对耳轮上脚，向下一支为对耳轮下脚。

（6）耳舟：耳轮与对耳轮之间的陷沟。

(7) 三角窝：对耳轮上、下脚与相应耳轮之间的三角形陷窝。

(8) 耳屏：耳廓前面瓣状突起部分。

(9) 对耳屏：耳垂上方，与耳屏相对的瓣状隆起（图 8 – 3）。

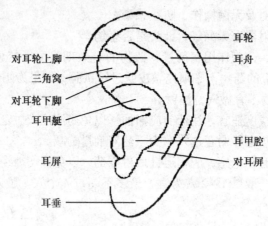

图 8 – 3　耳廓表面解剖

3. 耳穴的分布　当人体发生疾病时，往往会在耳廓的相应部位出现"阳性反应"点，如压痛、变形、变色、结节、电阻降低等，这些反应点就是耳针防治疾病的刺激点，又称耳穴。耳穴在耳廓的分布有一定的规律，一般来说耳廓形如一个倒置的胎儿，头部朝下，臀部朝上，与头面部相应的穴位在耳垂和对耳屏；与上肢相应的穴位在耳舟；与躯干和下肢相应的穴位在对耳轮体和对耳轮上、下脚；与腹腔脏器相应的穴位在耳甲艇；与胸腔脏器相应的穴位在耳甲腔；与消化道相应的穴位在耳轮脚周围；与耳鼻喉相应的穴位在耳屏四周。

（二）耳针处方选穴原则

1. 按疾病的相应部位选穴　如胃病取"胃"穴，肩痛取"肩"穴。

2. 按循经辨证选穴　如偏头痛、胁痛、疝气等属足少阳胆经循行部位，可选"胆"穴。

3. 按脏腑辨证选穴　如骨关节病、耳鸣耳聋、脱发、遗精等属于肾病，可选"肾"穴；失眠选"心"穴，皮肤病选"肺"穴等。

4. 按现代医学知识选穴　如消化道溃疡取"交感"穴，输液反应取"肾上腺"穴，月经不调取"内分泌"穴等。

5. 按临床经验选穴　如"神门"穴有明显的镇静、镇痛、消炎作用，因此失眠、神经衰弱、痛证、炎症可选用之；又如"耳尖"穴有退热、消炎、降压作用，故发热、炎症、高血压病可选用之。

（三）评估

1. 了解患者当前的主要症状、相关因素。

2. 估计患者当前的心理状态、体质、形体、耐受能力等。

3. 准确选取耳穴，检查耳廓皮肤等情况。

4. 了解患者的性别、年龄，女性患者应了解月经等情况。

（四）适应证

耳穴治病具有操作简便、无副作用等特点，临床常用于内、外、妇、儿、五官、伤科及内分泌代谢等疾病。亦可用于预防感冒、晕车、晕船以及预防和处理输血、输液反应。

（五）禁忌证

耳廓上有湿疹、溃疡、冻疮者不宜用此法；有习惯性流产的孕妇、妇女妊娠期也应慎用，尤其不宜用子宫、卵巢、内分泌、肾等穴；年老体弱、有严重器质性疾病者慎用。

（六）用物准备

治疗盘、无菌针盒（短毫针）或王不留行等、皮肤消毒液、无菌干棉球、棉签、镊子、探针、胶布、弯盘，或用耳穴电针仪。

（七）操作步骤

1. 操作者服装、鞋帽整洁，洗手、戴口罩。

2. 备齐用物，携至床旁，做好解释，取合理体位。

3. 核对医嘱，探查耳穴。

（1）观察法：拇、食二指拉住耳轮后上方，由上至下，从内到外，分区观察，在病变相应区如有变形、变色、结节、充血、丘疹、凹陷、脱屑、水疱等阳性反应，即为耳针的治疗点。

（2）按压法：在患者耳廓病变的相应部位，用探针、火柴头或毫针尾等物轻轻按压，寻找压痛点，当压到敏感点时，患者有眨眼、皱眉、呼痛、躲闪等反应，选压痛最明显的点为耳针的治疗点。

（3）电阻测定法：用耳穴探测仪测定到的反应点，即是针刺的部位。

4. 核对穴位后，常规消毒，消毒范围视耳廓大小而定。

5. 针刺时，左手固定耳廓，右手进针，进针深度以刺入软骨，但不透过对侧皮肤为度，留针时间一般为 10~30 分钟。

6. 为使局部受到持续刺激，临床上多采用王不留行、菜籽、磁珠、绿豆等物，用小方块胶布固定在相应耳穴部位，俗称"埋豆"，留埋期间，嘱患者用手反复按压以刺激局部腧穴，每次 1~2 分钟，每日按压 2~3 次，以加强疗效，夏季可留置 1~3 天，冬季留置 7~10 天。

7. 在针刺及留针过程中，患者感到局部热、麻、胀、重或感觉循经络放射传导为"得气"，告之患者其为治疗作用，不要紧张，并密切观察有无晕针等不适反应。

8. 起针时用无菌干棉球按压针孔片刻，以防出血，并消毒局部，预防感染。

9. 操作完毕，协助患者取舒适卧位，如为埋豆者应教会其按压方法。

10. 整理用物，洗手、记录并签名。

（八）注意事项

1. 严格执行无菌操作，预防感染，起针后如针孔发红，应及时处理，严防引起软骨膜炎。

2. 患者在过于饥饿、疲劳、精神紧张状态下，不宜进行。对年老体弱及高血压患者，针刺前后应适当休息，刺激量宜小，发生晕针，应及时处理。

3. 对扭伤及肢体活动障碍的患者，进针后待耳廓充血发热时，嘱患者适当活动患肢或配合患部按摩、艾条灸等，以提高疗效。

4. 耳廓上有湿疹、溃疡、冻疮、感染、瘢痕等，不宜耳针治疗，孕妇禁用耳针。

（九）评价

1. 选穴是否准确，患者有无"得气"感应。

2. 患者对本操作的认识及感受如何。

3. 是否达到预期的效果，患者对此操作的满意度如何。

五、皮内针法

皮内针法又称"埋针法"，它是将特制的图钉型或麦粒型针具刺入皮内，固定留置一定时间，给皮肤以弱而长时间的刺激，以调整经络脏腑功能，达到防治疾病目的的一种操作方法。

（一）评估

1. 核对医嘱。了解既往史、当前症状、发病部位及相关因素。

2. 针刺局部是否有禁忌证。

3. 患者年龄、文化程度、当前心理状态和对疾病的认识。

（二）适应证

慢性顽固性疾病和经常发作的疼痛性疾病，如头痛、牙痛、胃脘痛、哮喘、痹证、不寐、遗尿以及痛经、月经不调等。

（三）禁忌证

局部皮肤有炎症、冻伤、外伤或有出血倾向及水肿的患者禁用。有习惯性流产史的孕妇禁用。

（四）用物准备

治疗盘、无菌针盒（皮内针）、皮肤消毒液、棉签、无菌镊子、胶布、弯盘。

（五）操作步骤

1. 备齐用物，携至床旁，核对姓名、诊断、针刺部位。
2. 向患者讲明操作目的、方法及注意事项，取得合作。
3. 协助患者取合理体位，松解衣着，选定穴位，注意保暖。
4. 术者消毒手指后，常规消毒患者局部皮肤。
5. 遵医嘱实施相应的皮内针刺法。

（1）麦粒型皮内针法：用镊子夹住针柄，对准已消毒的穴位，沿皮肤横刺入皮内，针身埋入 0.5 ~ 1cm 左右，然后将留在皮肤表面的针柄用胶布固定。

（2）图钉型皮内针法：用镊子夹住针圈，将针尖对准已消毒的穴位刺入，使环状针柄平整地留在皮肤表面，用小块胶布固定。此针多用于耳穴，一般埋患侧耳穴，必要时埋双耳。

6. 留针时间视季节而定，夏季一般留针 1 ~ 2 天；秋冬季节可留针 3 ~ 7 天。留针期间，嘱咐患者每日用手指按压埋针部位 3 ~ 4 次，每次 1 ~ 2 分钟，以加强刺激，增进疗效。

7. 埋针期间，如患者感觉疼痛或肢体活动受限，应立即起针，进行适当处理，必要时改选穴位，重新埋针。

8. 起针后，用棉签按压针孔片刻，以防出血，并消毒局部，预防感染。

9. 操作完毕，协助患者衣着，安置舒适体位，整理床单位。清理用物，归还原处，记录并签名。

（六）注意事项

1. 参照毫针法的注意事项。
2. 留针期间，埋针处不可着水，以防感染。若留针处出现剧痛或不适时，应及时取出，并给予局部消炎处理。
3. 关节附近不宜埋针，因活动时会引起疼痛。胸腹部因呼吸时活动幅度较大，亦不宜埋针。年老体弱及高血压、动脉硬化患者，针刺前后应适当休息。
4. 严密消毒，预防感染。凡使用过的针具等物，需先经消毒液浸泡消毒，然后再清洗、检修，最后经灭菌处理后再用。

（七）评价

1. 选穴是否准确，留针是否牢固。
2. 留针时间是否恰当，患者按压穴位的次数、强度等是否符合要求。
3. 患者的感受及预期目标是否达到。

六、皮肤针法

皮肤针又称"梅花针"、"七星针"，是以 5 ~ 7 枚钢针集成一束，固定在针柄的一端，形如小锤，用之叩刺人体一定部位或穴位的一种治疗方法。

此法通过叩刺局部皮肤，以疏通经络、调节脏腑之气，达到防治疾病之目的。

（一）评估

1. 核对医嘱。了解既往史、当前症状、发病部位及相关因素。
2. 患者年龄、文化层次、对疾病的认识及局部皮肤情况。

（二）适应证

高血压病、头痛、胁痛、脊背痛、腰痛；皮肤麻木、顽癣、斑秃；改善近视及小儿麻痹后遗症等。

（三）禁忌证

局部皮肤有破溃、瘢痕及有出血倾向者慎用。

（四）用物准备

治疗盘、无菌皮肤针、皮肤消毒液、棉签或棉球、弯盘。

（五）操作步骤

1. 备齐用物，携至床旁。核对医嘱，做好解释工作，取得合作。为患者取合理体位，协助松解衣着，暴露叩刺部位，进行皮肤消毒。
2. 检查针具后，右手握针柄后段，食指直伸压在针柄中段，针尖端对准叩刺部位，用手腕关节上下移动之弹力，将针尖垂直叩刺在皮肤上后即迅速提起，由轻到重，动作连续反复进行，一般每分钟 70~90 次。根据部位大小，掌握叩刺时间，一般每次 5~15 分钟。
3. 刺激的强度，根据患者体质、年龄、病情及叩刺部位的不同，分弱、中、强三种刺激强度。
（1）弱刺激：用较轻腕力进行叩刺，以局部皮肤略有潮红，患者无疼痛为度。适用于老弱妇儿、虚证患者及头面部肌肉浅薄处。或初次接受治疗者。
（2）强刺激：用较重的腕力叩刺，局部皮肤可见隐隐出血，患者有疼痛感觉。适用于身体强壮、实证患者及肩背、腰臀等肌肉丰厚处；或某些顽固病证，如牛皮癣等。
（3）中刺激：用力介于强弱两种叩刺之间，局部皮肤潮红，但无渗血，患者稍感疼痛。适用于一般疾病，除头面外，身体大部分均可使用。
4. 在叩刺过程中，应观察患者面色、神情，询问有无不适反应，了解患者心理、生理感受。
5. 叩刺完毕，消毒局部皮肤，以防感染。协助患者衣着，整理床单位，安排舒适的体位。
6. 做好宣教，如叩刺后局部皮肤偶有瘙痒，嘱患者可用酒精棉球涂抹，避免搔抓皮肤。清理用物，归还原处，洗手、记录并签名。

（六）注意事项

1. 叩刺躯干时，应注意保暖，避免受凉，必要时遮挡。

2. 皮肤针针尖必须平齐、无钩、无锈，针柄与针尖连接处必须牢固，以防叩刺时滑动。

3. 叩刺时用力须均匀，针尖要垂直而下、垂直而起，避免斜、钩、挑，以减轻疼痛。

4. 循经叩刺时，每隔 1cm 左右叩刺 1 下，一般可叩刺 8～16 次。

5. 使用过的针具，先经消毒液浸泡再清洗、检修，最后经灭菌处理后备用。

（七）评价

1. 叩刺部位及叩刺方法是否正确及局部皮肤情况。

2. 叩刺时及叩刺后患者体位是否合理舒适，是否注意保暖。

3. 了解患者对此项操作的满意度及预期目标是否达到。

第十二节　灸　　法

灸法是以艾绒为主要材料，加工制成艾条或艾炷，点燃后在人体体表的一定部位或腧穴进行烧灼熏烤，借灸火的热力通过经络腧穴的作用，达到防治疾病目的的一种方法。《本草纲目》云："艾叶能灸百病。"《医学入门》曰："凡病药之不及，针之不到，必须灸之。"说明灸法不仅具有独特的疗效，还能弥补针刺的不足。《孟子·离娄篇》有"七年之病，求三年之艾"的说法。灸法的种类很多，常用的灸法主要有艾条灸、艾炷灸、温针灸。

一、评估

1. 核对医嘱，了解临床诊断、发病原因、相关因素及既往史。

2. 了解患者当前的主要症状、病情、施灸部位的皮肤情况及患者用药史、过敏史等。

3. 评估患者的年龄、文化程度、情绪变化、意识状态。

4. 评估患者当前的心理状态、合作程度和对疾病的信心。

二、适应证

1. 经络闭阻所引起的风寒湿痹证、寒凝血滞的胃脘痛、痛经、闭经、寒疝、腹痛、痢疾等。

2. 阳气下陷而引起的遗尿、脱肛、崩漏、带下、阴挺、久泻、各种虚寒证、虚脱证、寒厥证和中气不足等。

3. 乳痈初起、瘿瘤、瘰疬等病证。

4. 防病保健。

三、禁忌证

1. 颜面、五官部位的穴位、大血管处，均不宜采用直接灸，以免烫伤形成瘢痕，影响美观。关节活动部位也不宜使用直接灸，以免灼伤形成瘢痕，影响功能活动。

2. 实热证、阴虚发热者慎用。孕妇的腹部、腰骶部忌用灸法。

3.极度疲劳、空腹、过饱或对灸法恐惧者,应慎灸。体弱者,刺激量不宜过强,以防晕灸。

四、常用灸法

(一) 艾条灸

艾条灸又称艾卷灸。是用桑皮纸将艾绒制成圆柱形的艾卷,将其一端点燃,对准腧穴或患处施灸的一种方法。施灸时将艾条悬放在距离腧穴或患处一定高度上,进行烧灼、熏烤,因不使点燃的艾条直接接触皮肤,故又称悬起灸。根据实际操作方法的不同,艾条灸又分为温和灸、雀啄灸、回旋灸。

1.用物准备 治疗盘、艾条、火柴、小口瓶、弯盘、纱布,必要时备浴巾、屏风等。

2.操作步骤

(1) 护士要衣帽整洁,洗手、戴口罩,核对医嘱。备齐用物携至床前,做好解释,再次核对。

(2) 协助患者取适当体位,暴露施灸部位,注意遮挡和保暖。

(3) 遵医嘱或根据病情,选用相应的灸法。

①温和灸:施灸时将艾条的一端点燃,对准施灸部位的腧穴或患处,距离皮肤约 2 ~ 3cm 进行熏烤,以患者局部皮肤有温热感而无灼痛为宜。一般每穴或患处施灸 10 ~ 15 分钟,至局部皮肤出现红晕为度。对于局部知觉减退的患者或昏厥者,操作者要将食、中两指分开后置于施灸部位两侧,通过操作者的手指来测量患者局部受热的温度,以利随时调节施灸的距离,掌握施灸的时间,防止烫伤。

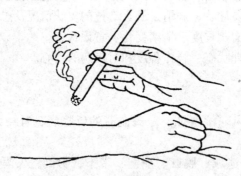

图 8 - 4 艾条灸——温和灸

②雀啄灸:施灸时将艾条的一端点燃,对准施灸部位的皮肤,但并不固定在一定的距离,而是像鸟雀啄食一样,一下一上的施灸。给施灸的局部一个变量刺激。

③回旋灸:施灸时将艾条的一端点燃,虽与施灸部位皮肤保持一定的距离,但是并不固定在一个点上,而是向左右或上下方向,反复旋转或移动地施灸。

上述三种方法对一般应灸的病证都可使用,但是温和灸常用于治疗慢性疾病,而雀啄灸、回旋灸常用于治疗急性疾病。

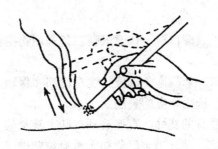

图8-5 艾条灸——雀啄灸

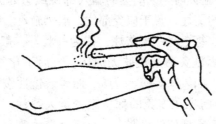

图8-6 艾条灸——回旋灸

（4）施灸过程中应随时询问患者有无灼痛感，以便及时调整距离，防止灼伤；注意观察病情变化，了解患者的心理和生理感受。

（5）施灸过程中应及时将艾灰弹入弯盘中，防止灼伤皮肤及烧坏衣物。

（6）施灸完毕，立即熄灭艾火，将艾条插入小口瓶中。用纱布清洁局部皮肤，协助患者衣着，整理床单位，安排舒适体位，酌情通风换气。

（7）整理用物，洗手、记录并签名。

（二）艾炷灸

艾炷灸是将纯净的艾绒放到平板上面，用手指搓捏成大小不等的圆锥形的艾炷（小者麦粒大、中者半个枣核大、大者半个橄榄大），直接或间接地置于腧穴部位或患处，点燃后进行烧灼熏烤的一种治疗方法。艾炷灸又分为直接灸和间接灸。

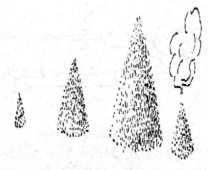

图8-7 艾炷灸

1. 用物准备 治疗盘、艾炷、火柴、凡士林、弯盘、镊子、纱布，必要时备浴巾、屏风等。间接灸根据需要备姜片、蒜片、附子饼、精盐等。

2. 操作步骤

（1）护士衣帽整洁，洗手、戴口罩，核对医嘱。备齐用物携至床前，做好解释，再次核对。

（2）协助患者取适当体位，暴露施灸部位，注意遮挡和保暖。

（3）遵医嘱或根据病情，选用相应的灸法。

①直接灸：就是将大小适宜的艾炷，直接放到皮肤上施灸的方法。根据灸后对皮肤的刺激程度不同、有无烧伤或化脓，又分为瘢痕灸和无瘢痕灸两种。

无瘢痕灸（非化脓灸）：施灸前先在应灸的腧穴部位或患处涂少量的凡士林，有利于艾炷的黏附。然后将大小适宜的艾炷，置于应灸部位，点燃施灸。当艾炷燃剩 2/5 左右，患者感到灼痛时，即可换炷再灸。每燃烧一个艾炷，称为一壮。一般要灸 3～7 壮，以局部皮肤灸至红晕、充血为度。此法因施灸后的皮肤无灼伤，灸后不化脓，不留瘢痕，故称无瘢痕灸。临床常用于虚寒性疾病，如风寒湿痹、哮喘、眩晕、慢性腹泻等。

瘢痕灸（化脓灸）：施灸前先在施灸的部位涂少量大蒜汁，来增强黏附性和刺激作用。然后将大小适宜的艾炷放于应灸部位的皮肤上，点燃艾炷施灸。每壮艾炷必须燃尽，除去灰烬，方可换炷再灸。一般可灸 7～9 壮。因施灸时艾火烧灼皮肤，产生剧痛，所以，这时可用手在施灸腧穴部位或患处皮肤周围轻轻拍打，以减轻疼痛。一般情况下，灸后 1 周左右可化脓形成灸疮。灸疮需要 5～6 周才能愈合，结痂脱落后留有瘢痕，故称为瘢痕灸。施灸前必须征求患者及家属的同意与合作，才能使用此法。临床常用于治疗慢性胃肠炎、哮喘、瘿瘤等。

②间接灸（隔物灸、间隔灸）：间接灸是将施灸腧穴部位或患处的皮肤与艾炷之间用药物或其他材料隔开，而进行施灸的一种治疗方法，故又称隔物灸。

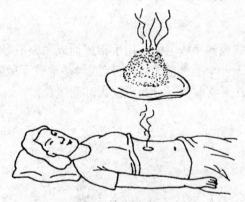

图 8-8　艾炷灸——间接灸

隔姜灸：是将鲜姜切成直径约 2～3cm、厚约 0.2～0.3cm 的薄片，用粗针在中间刺数孔后，把姜片放于应灸的腧穴部位或患处，然后再将艾炷置于姜片上，点燃施灸。待艾炷燃尽后，可换炷再灸。以灸完规定的壮数（5～10 壮），皮肤出现红晕而不起疱为度。此法有散寒止痛、温胃止呕等作用。临床常用于因寒而致的呕吐、泄泻、腹痛、风湿痹证等。

隔蒜灸：是将鲜大蒜切成 0.2~0.3cm 的薄片，中间用粗针刺数孔后，把蒜片放于应灸的腧穴部位或患处，再将艾炷置于蒜片上，点燃施灸。待艾炷燃尽后，可换炷再灸。一般灸 5~10 壮。此法有清热解毒、杀虫等作用。故临床常用于瘰疬、肿疡初起等病证。

隔盐灸：因此法只适用于脐部，故又称神阙灸。是将纯净干燥的精盐填敷于脐部，使之与脐平，亦可在盐上面再放置一薄姜片，上放大艾炷施灸。因此法有回阳救逆、固脱之功效，故需要连续施灸，而不限壮数，以脉起、肢温、证候改善为止。临床多用于治疗急性寒性腹痛、中风脱证、吐泻、痢疾等病证。

隔附子饼灸：是将附子研成粉末用黄酒调和，做成直径约 3cm、厚约 0.8cm 的附子饼，中间用粗针刺数孔后，将其放在应灸的腧穴部位或患处，上面再置艾炷施灸。一般灸 5~10 壮。因附子有辛温、大热、温补肾阳等作用，故临床常用于治疗命门火衰而致的阳痿、遗精、早泄、疮疡久溃不敛及宫寒不孕等病证。

（4）艾炷燃烧时要注意观察，防止艾灰脱落，灼伤皮肤或烧坏衣物。

（5）施灸完毕，用纱布清洁局部皮肤，协助患者衣着，整理床单位，安排舒适卧位。

（6）整理用物，洗手、记录并签名。

（三）温针灸

温针灸是针刺与艾灸结合使用的一种方法。

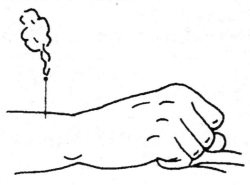

图 8-9　温针灸

1. 用物准备　治疗盘、无菌持物钳、艾绒或艾条、无菌棉签、皮肤消毒液、无菌棉球、镊子、毫针、弯盘。

2. 操作步骤

（1）护士应衣帽整洁，洗手、戴口罩，核对医嘱。备齐用物携至床前，做好解释，再次核对。

（2）根据病情取适当体位，暴露针刺部位，注意遮挡和保暖。

（3）根据病变部位选择腧穴，常规消毒皮肤。选择毫针，正确持针，实施针刺。

（4）针刺得气后，根据病情给予适当的补泻手法，留针，将艾绒搓团，搓捏在针柄上，或将一段长 2cm 的艾条穿插在针柄上，点燃施灸，使热力沿针身传至穴位及组织深部。

（5）待艾绒或艾条燃尽，除去艾灰，换炷再灸，可连灸 2~3 壮。

（6）施灸过程中注意观察有无针刺意外出现，及时清除脱落的艾灰。

（7）施灸完毕，除去艾灰，起针，用无菌棉球轻压针孔片刻，以防出血。检查毫针数，避免遗漏。

（8）操作结束，协助患者衣着，整理床单位，安排舒适体位，酌情通风换气。

（9）整理用物，洗手、记录并签名。

五、注意事项

1. 施灸部位：先灸头部、背腰部；后灸胸腹、四肢。

2. 施灸过程中要密切观察患者的病情及对施灸的反应。

3. 施灸后，若局部皮肤出现灼热微红，属正常现象，无须处理。若局部出现小水疱，注意勿擦破，可自行吸收。若水疱较大，可用消毒的毫针刺破水疱，放出水液，或用无菌注射器抽出水液后再涂红花油，覆盖消毒纱布，保持干燥，防止感染。

4. 瘢痕灸者，在其灸疮化脓期间，要加强营养，注意休息，并要保持灸疮局部清洁，防止感染，也可用无菌敷料保护灸疮，待其自然愈合。若因护理不当，灸疮表面呈黄绿色或有渗出液者，应用消炎膏或生肌玉红膏涂敷。

5. 使用温针灸时，针柄上的艾绒团必须捻紧，防止艾灰脱落灼伤皮肤或烧坏衣物。艾条灸、艾炷灸施灸过程中，同样要防止艾火灼伤皮肤或烧坏衣物。

6. 及时熄灭艾火，防止复燃，注意安全。

7. 使用过的针具，先浸泡消毒后再清洁，检查针具，灭菌后备用。

六、评价

1. 操作是否熟练、正确。是否注意关心保护患者。

2. 施灸部位是否准确，体位是否舒适合理。

3. 患者是否有安全感，愿意配合；是否了解有关灸法的知识。

4. 患者对此操作满意度如何，是否取得预期效果。

第十三节　拔　罐　法

拔罐法又称"吸筒法"，是指以罐或筒为工具，利用热力排出罐内空气，形成负压，使罐或筒吸附于腧穴部位皮肤上或应拔部位的体表，造成被拔部位的皮肤充血、瘀血，产生刺激以调节脏腑功能，而达到防治疾病目的的一种治疗方法。

拔罐疗法有着悠久的历史，是祖国医学的传统疗法之一。它具有操作简便、效果显著、适用范围广等特点，临床常与针刺配合使用。

一、评估

1. 核对医嘱，熟悉所拔部位或穴位。

2. 评估患者全身情况。注意患者体质的强弱、胖瘦、有无凝血机制障碍、有无妊娠等。

3. 评估患者拔罐局部情况。注意局部皮肤有无出血点、过敏、溃疡、瘢痕、水肿等。

4. 评估患者年龄、文化程度、心理状态，对拔罐治疗的了解程度和信任度。

二、适应证

拔罐疗法适应范围较广，能治疗内、外、妇、儿各科的多种病证。可用于风湿痹证，各种神经麻痹，以及一些急、慢性疼痛，如胃脘痛、腹痛、腰背痛、头痛、牙痛、痛经等；还可用于感冒、咳喘、痰饮、消化不良、高血压等脏腑功能紊乱的病证；另外对外科的疮疡、疖肿、红丝疔、丹毒、毒蛇咬伤等亦有效。

三、禁忌证

高热、昏迷、抽搐、全身水肿、恶性肿瘤、各种皮肤病及溃疡、出血性疾病、凝血功能障碍、肌肉瘦削、体质虚弱者不宜拔罐；骨骼凹凸不平及毛发多处、大血管部位、孕妇腹部及腰骶部不宜拔罐。

四、用物准备

治疗盘、罐具、酒精灯、95%酒精棉球、火柴或打火机、血管钳、弯盘、盛水的治疗碗等。必要时备凡士林、纸巾、毛毯、屏风。

五、操作步骤

1. 操作者衣帽整洁，洗手、戴口罩。

2. 核对医嘱，携用物至病床边，再次核对。

3. 结合患者具体情况做好解释工作。

4. 根据病情、拔罐部位，选择舒适的体位，暴露拔罐部位，注意保暖和遮挡。

5. 拔罐前再次检查罐口边缘是否光滑、有无缺损。

6. 罐的吸附方法：包括火吸法、水吸法、抽气吸法等。其中火吸法是临床最常用的一种拔罐方法。常用的火吸法有闪火法、贴棉法、投火法等。

（1）闪火法：一手持镊子或血管钳夹住95%酒精棉球，点燃。另一手握住罐体，罐口朝下，将点燃的酒精棉球伸入罐的底部或中部绕1~2圈后迅速抽出，立即将罐扣在应拔的部位，即可吸附在皮肤上。罐内负压的大小可通过改变闪火的时间、罐体大小、扣罐速度来调整。需要吸拔力大时，可选用大号罐，延长闪火时间，加快扣罐速度。

（2）贴棉法：将蘸有适量酒精的小片棉花，贴于罐的内壁中、下段或罐底，点燃后迅速将罐扣于所选的部位上，即可吸住。

（3）投火法：将酒精棉球或纸片，点燃后投入罐内，乘火最旺时，迅速将火罐扣在需拔部位。

7. 拔罐方法：常用的有留罐法、闪罐法、走罐法、刺血拔罐法等。

（1）留罐：留罐又称坐罐。指将罐吸拔在应拔部位后留置10~15分钟，然后再将罐起下。此法较常用，一般疾病均可应用，而且单罐、多罐皆可应用。

（2）闪罐：是将罐拔住后当即取下，如此反复操作至皮肤潮红为止。多用于皮肤麻木、疼痛或功能减退等疾病。

（3）走罐：又称推罐。先在罐口或欲拔部位涂一些润滑油或凡士林等，再将罐拔住，用左手按住罐子前部皮肤，右手握住罐底平推或稍倾斜推，以扩大施术面积。若向前推动时，罐口后半边着力，前半边略抬起；若向后推动时，则前半边着力，后半边略抬起。在皮肤表面循经络走向或相应部位左右来回地推动数次，至皮肤潮红为止。一般适用于面积较大、肌肉丰厚的部位，如腰背、大腿等。本法宜选用口径较大的玻璃罐，注意罐口必须十分光滑，以免划伤皮肤。

（4）刺血（刺络）拔罐：指在应拔部位的皮肤消毒后，用三棱针、皮肤针或注射器针头刺破细小血管后拔罐，使之出血，以加强刺血（刺络）治疗作用。一般刺血（刺络）拔罐留置10~15分钟，然后取下罐子，冲净血迹后浸泡于消毒液中。

（5）留针拔罐：是在选定的部位上，用毫针针刺，得气后留针，再以针为中心点拔罐，留置10~15分钟，再起罐、起针。此法能起到针罐配合的作用，多用于风湿痹痛。

8.观察：留罐过程中要随时观察罐口吸附的情况、皮肤的颜色和患者的全身情况。

9.起罐：一手扶住罐体，另一手用拇指或中指按压罐口皮肤，使空气进入罐内即可起下。

10.整理用物，消毒罐具，洗手、记录并签名。

六、注意事项

1.病室温度适宜，避免直接吹风，防止受凉。

2.拔罐时应取合理、舒适的体位。选择肌肉较丰厚、富有弹性的部位拔罐，骨骼凹凸不平和毛发较多处不宜拔罐。

3.拔罐时动作要稳、准、快。采用闪罐法拔罐时注意酒精棉球不能太湿，蘸完后应挤出多余的酒精，不要把火焰烧到罐口，以免烧伤皮肤；贴棉法时注意棉片不宜太厚，吸取的酒精不宜太多，以免造成贴棉脱落或酒精流溢；投火法时不要让火源掉下灼伤皮肤、烧毁衣物。

4.拔罐过程中应注意询问患者的感觉，观察局部情况。在拔罐区出现冒凉气、温热感、紫斑、瘀血或丹痧、微痛等现象，属于拔罐的正常反应，不必惊慌；若出现局部发紧、发酸、疼痛较明显或灼痛，应取下重拔。

5.注意有无晕罐先兆。如出现头晕、心慌、恶心、面色苍白、呼吸急促、四肢厥冷、脉细数等现象，应立即起罐，让患者平卧（或头低足高位），轻者喝温开水，休息片刻即可恢复；重者可点按人中、合谷、内关、足三里、百会、气海、关元等穴，必要时采用中西医结合方法处理。

6.起罐时切勿强拉。

七、评价

1. 患者是否了解拔罐的目的，是否能愉快接受此项治疗并主动配合。
2. 患者体位安置是否合理、舒适。
3. 操作是否熟练，局部皮肤吸附是否适当，有无罐子脱落。
4. 局部皮肤情况，有无烫伤、烧伤。
5. 是否达到预期目标。

第九章

中医护理文件书写规范

护理文件是患者住院病历的重要组成部分，是医院护理质量管理的核心，是患者住院期间治疗与护理的全面记录，可为教学、科研提供可靠的依据。因此，要认真掌握其书写原则与方法。

第一节　中医护理表格的书写规则

一、一般书写规则

1. 态度严谨，书写应当真实、客观、准确、及时、完整无遗漏，实事求是。

2. 文件书写应文字工整、字迹清晰、表述准确、重点突出、语句通顺、标点符号正确。书写过程中出现错字时，应当用双线划在错字上，不得采用刮、粘、涂改等方法掩盖或去除原来的字迹。

3. 文件书写应使用中文和中医术语，措辞恰当，充分体现中医特色。通用的外文缩写和无正式中文译名的症状、体征、疾病名称等可以使用外文。

4. 文件书写除特殊规定外，要用蓝黑墨水或碳素墨水按照规定的内容书写，书写完毕要签署本人全名，以示负责。如有实习学生，可按教师姓名/学生姓名的方式填写。

5. 格式、符号、标志要按各医院规定统一使用，不可自创；度量衡单位使用国家统一规定的名称和标准。

二、书写内容

1. 体温单。

2. 医嘱单。

3. 交班报告。

4. 危重患者护理记录单。

以上内容参考《护理学基础》相关章节。

第二节　中医护理计划书写

中医护理计划是在中医基础理论指导下，应用辨证施护原则并结合护理程序，对患者进行整体护理的完整记录。

中医护理计划书写分为六个部分：①入院评估表：患者一般情况、入院诊断、主证及简要病情、护理检查、辨证分析等内容；②住院评估表；③护理诊断/问题项目表；④护理记录单；⑤健康教育单；⑥出院护理评估及健康指导单。

（一）入院评估表

1. 填写各项内容要详细具体。

（1）记录时间为书写病历时间。

（2）职业要填写具体，工人应注明"煤炭工人"或"纺织工人"等。

（3）婚否：按患者实际情况填写，如"已婚"、"离异"等。

（4）入院方式：应注明患者是自己步行入院，别人搀扶，还是平车、轮椅推入。

（5）发病节气或季节：要填写具体发病节气，在节气或节气前后发病者可填某节气，如"立春"、"霜降"或"冬至前一天"等；若记忆不确切，可填写发病季节，例如："春季"、"冬季"等。

2. 入院诊断　中西医诊断可各填 1~2 个主要诊断。

3. 主证及简要病情　运用中医术语描述，突出辨证施护的原则。

（1）主证：写在第一行，应简明扼要，用一二句话概括出患者最主要的症状及持续时间。例如：

①咳嗽、咯痰、喘息反复发作 20 年，近半月加重。

②发热、咳嗽伴头痛 2 天。

③高热、咳嗽、胸痛伴咳铁锈色痰 2 天。

④脐周围疼痛伴恶心、呕吐 12 小时，现疼痛转移至右下腹。

（2）简要病情：从本次发病的原因或诱因，到目前主要症状、临床特征及体格检查的阳性体征等重点提出，注明生命体征、舌象、脉象、患者的诊治过程，主要病情变化及用药情况。

4. 既往史　包括诊断、时间、治疗、结果等。

5. 过敏史　包括药物、食物、物品、花粉等。

6. 护理检查　运用四诊方法，全面了解患者整体情况，记录只填写阳性体征和有意义的阴性体征，以利提出护理诊断。各项内容可选择打钩，若无合适的选择，请在其他栏内描述清楚。体温、脉搏、呼吸、血压、体重应填写入院时数据，因病情严重不能测量体重者，可填"平车"、"卧床"或"免测"等。

7. 心理、社会方面　包括家庭、婚姻、经济、社会适应能力、生活自理能力、宗教信仰等。

8. 辨证 根据病史及四诊收集的资料，结合中医八纲辨证、脏腑辨证和卫气营血辨证，进行分析判断，辨明病因、病位、病性（可在所列项目内选择打钩），找出存在的或潜在的护理问题。

（二）住院评估表

为了掌握患者在住院期间的病情，必须及时准确地进行评估，以便发现新的护理问题，及时采取相应措施，具体要求如下：

1. 记录时间 对于危重症、ICU、CCU 的患者必须每班进行评估，但是，有特护记录单的请注明，不需要重复记录此表。新患者连续评估记录 3 天。一级护理患者每周评估 2～3 次，二级护理患者每周评估 1 次。

2. 记录方法 只要求描述有问题的症状和阳性体征，如神志淡漠、面色萎黄。正常的项目可用"/"表示。呼吸、脉象不记次数，只描述形态，如：呼吸困难、脉弦等。

专病一栏可根据病种不同自行填写专科内容，如外科可填写伤口、引流管、末梢血运等情况。

当病情有变化时，随时评估记录，如患者体温突然超过 39℃，可在其他栏内填上生命体征变化，并在护理记录单上提出 P：体温过高。I：采取冰袋冷敷降温。

3. 中医护理评估的主要内容

（1）神志：评估神志状态。如清楚、烦躁、恍惚、谵妄、昏迷等。

（2）面色：观察患者面部的颜色和光泽。如正常、颧红、红赤、苍白、萎黄、晦暗、青紫、黧黑等。

（3）形态：观察患者的形态和动态。如肥胖、消瘦、大肉下陷、动作自如、步履不稳、步履艰难、半身不遂、肢体震颤、不得平卧、俯不欲仰等。

（4）皮肤：观察皮肤的颜色、质地和完整性。如正常、粗糙、黄染、紫绀、潮红、丘疹、瘀斑、破溃、水肿、肌肤甲错等。

（5）望舌：观察舌苔和舌质。如薄白、薄黄、白苔、黄苔、白腻、黄腻、黑苔、花剥少苔、淡红、淡白、红绛、青紫、舌尖红、舌体胖大有齿痕、舌体瘦小等。

（6）声音：包括声音的强弱、失音、错乱。如语音低微、呻吟、音哑、谵语等。

（7）呼吸：包括呼吸的强弱、快慢等异常情况。如平稳、气短、气粗、喘息、过速、过缓、潮式、间断、鼾声等。

（8）咳嗽：包括咳嗽性质、痰质、痰量和痰色。如干咳、阵咳、顿咳、咳喘、咳声重浊、痰稀薄夹泡沫、痰黏稠、白痰、黄痰等。

（9）嗅气味：包括口气、各种分泌物及其他异味。如口气：酸臭、臭秽、腐臭；大便：酸臭、臭秽、腐臭、腥臭；妇女经带：腥、臭；病室气味：腐臭、血腥臭、尿臊味、烂苹果味等。

（10）问寒热：包括寒热轻重、出现时间和特点。如恶寒、寒战、四肢不温、发热、低热、烦热、潮热、壮热、五心烦热、但寒不热、但热不寒、寒热往来等。

（11）问汗：包括汗出的性质、量、部位和特点。如无汗、有汗、自汗、盗汗、冷汗、战汗、头汗、半身汗、手足心汗、大汗淋漓、汗出如油等。

（12）头身：包括头面、眼、耳、鼻、口唇、牙龈、咽喉、颈项、肩背、腰腿有无形态改变或感觉异常。如头痛、头晕、口眼歪斜、鼻翼煽动、耳鸣、咽喉肿痛、项强、身痛、身重、腰痛、腰酸、震颤、抽搐、肢体痿废等。

（13）胸腹：包括胸胁脘腹部有无形态异常和脘腹不适。如胸闷、胸痛、痞满、胁肋胀满、胃脘胀痛、少腹冷痛等。

（14）疼痛：包括疼痛的性质和程度。如刺痛、钝痛、胀痛、闷痛、冷痛、喜按、拒按、得热痛减等。

（15）饮食与口味：包括口渴、进食、口味等情况。如口渴喜冷饮、口渴喜热饮、口渴不欲饮；纳呆、饥不欲食、多食善饥、食后即吐、朝食暮吐；口苦、口咸、口甜、口淡乏味、口中泛酸等。

（16）睡眠：包括失眠、多梦、嗜睡等。如不易入睡、睡后易醒、心烦多梦、困倦易睡、昏睡谵语等。

（17）二便：包括二便的次数、量、性状、气味等有无异常。如便秘、排便不爽、里急后重、便溏、完谷不化、泄泻、滑泻失禁、肛门灼热；小便短赤、尿频、尿急、小便涩痛、小便清长、余沥不尽、小便失禁等。

（18）经带：包括经期、经量、经色、经质、伴随症状及白带的量、色、质等。如月经不调、月经先期、月经后期、行经腹痛、崩漏；带下量多色黄、带下清稀有腥味、带下色红有臭味等。

（19）情志：包括患者的个性特点，病前、病后的心理活动，影响患者情志变化的因素及患者对护理的特殊要求等。如焦虑、忧郁、悲观、烦躁、易怒、惊恐、绝望等。

（三）护理诊断/问题项目表

护理问题的提出要依据病情资料和辨证分析，要在全面了解病情的基础上，以整体观念为指导，找出需要通过护理手段来解决和部分解决患者身心存在或潜在的健康问题。按先后、主次顺序，列于"护理诊断/问题项目表"上，并签名。

1. 概念　护理诊断是护士使用的名词，用于判断个体和人群对健康状态、健康问题的现存的、潜在的、健康的综合反应。

2. 要求

（1）抓住主要矛盾，分清轻重缓急，找出首要问题。

（2）护理诊断的顺序，可按 Maslow 基本需要层次论进行排列，优先解决生理需要，以后随着病情变化随时提出新的护理问题，按其重要性和紧迫性排出主次，一般将威胁最大的问题放在首位，其他依次排列。护士可根据轻重缓急进行护理，做到有条不紊。有关问题均要记录在表格内。

（3）护理诊断应遵循健康问题＋原因＋症状和体征的公式进行描述，在括号内说明诊断的依据、原因及相关因素等。例如：

①饮食调养的需要（与脾胃运化失司、思虑过度有关）：纳呆，食欲不振

    ↓   ↓   ↓

健康问题   +   原因   +   症状和体征

但是护理诊断有潜在的问题，也就是症状和体征还没有出现，而在检查、估计时已注意到个体的这个健康（问题）处于高危状态。所以潜在性护理诊断只有两个部分，即：问题＋原因。例如：

②有皮肤完整性受损的危险（与年老体衰、长期卧床有关）

    ↓   ↓

健康问题   +   原因

（4）在书写原因时，不能有引起法律纠纷的陈述。如：

①清理呼吸道无效（与痰液黏稠、疲乏有关）

                             ——正确

        （与未按时翻身、及时拍背有关）

                             ——错误

②皮肤完整性受损（与强迫体位，不允许定时翻身有关）

                             ——正确

        （与护士未及时翻身，组织受压有关）

                           ——错误

（5）护理诊断要有针对性，注意患者个体差异，掌握"因人、因时、因地制宜"及"同病异护"、"异病同护"的原则。

（6）护理诊断要体现动态性、阶段性，当病情变化时要根据反馈的信息，及时制定新的护理诊断。

3. 护理评价

（1）对每个护理诊断/问题实施相应的护理措施后，其结果和评价按括号内标准（A. 已解决，稳定；B. 基本解决，有明显的改善和进步；C. 变化不明显，稍有缓解；D. 无进展，未解决；E. 恶化），选择相应的符号，填在表格中。

（2）护理评价的记录，必须是在护理问题基本解决或出院前，最后一次的评价结果。例如护理诊断：体温过高，在住院期间可反复多次出现，其"评价"只记录最后正常的日期或出院前的体温。

（四）护理记录单

护理记录单是患者住院期间，护士按照护理程序对患者实施护理措施，进行整体护理全过程真实、动态的记录，亦是评价是否为患者解决了问题的记录。其格式采用 PIO 记录方式。P 代表诊断（问题），I 代表措施，O 代表结果。

1. 一般项目：姓名、病室、床号、住院号、记录日期、时间，责任护士记录后签全名。

2. PIO 记录力求简明扼要，省时省力。第一个护理诊断用 1P 表示，第一次记录时应写诊断名称，不写相关因素。如 1P：多梦易醒。第二次重复记录时用序号 1P 表示，不必再写

"多梦易醒"诊断名称，第二个护理诊断用 2P 表示……。

3. 记录要有连贯性，能体现病情的变化，制定的护理措施必须切实可行，突出中医特色。

4. 记录时间、间隔次数根据病情变化而定，危重患者设特护记录者可记在危重病护理记录单内。一级护理患者每周记录 2～3 次，二级护理患者每周记录 1 次，遇有特殊病情变化随时记录。

（五）健康教育单

1. 健康教育单是护士对所负责的患者进行健康教育的记录，它包括：入院须知、病区环境、病区工作人员环境、患者发病原因、各种检查、治疗、手术前后的准备、注意事项、自我保健、饮食等。

2. 宣教要及时，内容具有针对性、可行性和科学性；每次宣教后记录日期，并在相应的宣教栏目内打钩。

3. 护士长或组长须定期询问患者对相关知识了解的情况，评价护士宣教的效果。

（六）出院护理评估及健康指导单

1. 出院评估　是患者住院期间护士按中医护理程序对患者实施整体护理全过程的总结，也是对护理全过程实施护理计划效果的评价。

要求：实事求是、客观地加以总结；具体注明入院、出院时间，计算出住院天数；出院护理评估应在患者出院（死亡）后 24 小时内完成。

2. 评估内容　提出护理问题有多少、有效解决几个问题、现存问题是什么；患者自理能力如何；患者的心理状况；患者对宣教了解的程度等。

3. 健康指导　于患者出院前一天写好，一式二份（患者带走一份），针对患者不同疾病、心理、生活习惯、治疗护理情况，教会患者自我调养及自我保健方法。包括饮食、休息、用药、情志调节、复查及有关疾病的预防保健知识。尽量具体化，不要只写原则性的文字。

附：中医护理计划样式

某中医学院附属医院
入 院 评 估 表

科别__内 4__ 床号__12__ 住院号__56789__ 记录时间__2003.7.7__

姓名__刘玲__ 性别__女__ 年龄__71__ 职业 干部 民族 汉 文化程度 大专 婚否 已婚

籍贯 湖北 入院日期__2003.7.7__ 入院方式__轮椅推入__ 发病节气__小暑__

工作单位或住址__安徽农业大学__ 联系电话__2825207__ 邮政编码__230038__

入院诊断：中医__胸痹、心痛__ 西医__冠心病、不稳定心绞痛__ 主管医师__张正兵__

主证__发作性心慌、胸闷1年2个月，加重2天。__

简要病情（本次发病原因＋主要症状）因外出旅游，劳累过度，二天前自觉心慌、胸闷。自己服用丹参滴丸后，效果不显著，现感胸痛、胸闷，入院治疗。

既往史：（诊断＋时间＋是否治愈）__有高血压史25年、血吸虫性肝硬化20年__

过敏史：无 有√__阿司匹林__

（一）四诊检查：体温__36.1℃__ 脉搏__72次/分__ 心率__72次/分__ 呼吸__20次/分__

血压__18.7/10.7kPa（140/80mmHg）__ 体重__51kg__

1. 望诊

望神：有神 倦怠√ 烦躁 恍惚 谵语 失神 昏迷 假神 其他

面色：正常 少华 颧红 苍白√ 萎黄 橘黄 晦暗 青紫 黧黑 其他

形态：动作自如√ 步履不稳 步履艰难 不得平卧 俯不欲仰 其他

形体：正常 肥胖√消瘦 大肉下陷 其他

情志：开朗 焦虑√易怒 忧郁 思虑 悲观 恐惧 惊慌 其他

皮肤：无异常√粗糙 黄染 紫绀 潮红 斑点 破溃 其他

呼吸：平稳 气短√ 喘息 过速 过缓 潮式 间断 鼾声 其他

咳嗽：无√ 有 干咳 咳喘 稀薄痰 黏稠痰 白痰 黄痰 其他

舌苔：薄白 薄黄 白苔 黄苔 白腻√黄腻 黑苔 花剥少苔 其他

舌质：淡红√淡白 红 青紫 舌尖红 舌体胖大有齿痕 其他

2. 闻诊

听声音：正常 音哑 失音 谵语 呻吟 语音低微√ 喘息气粗 其他

嗅气味：口气：正常√酸臭 臭秽 腐臭 其他

　　　　　大便：正常√酸臭 臭秽 腐臭 腥臭 其他

　　妇女经带：正常 腥 臭 其他

　　病室气味：正常√ 腐臭 血腥臭 尿臊味 烂苹果味 其他

3. 问诊

寒热：正常√恶寒 发热 烦热 潮热 壮热 四肢不温 其他

汗：正常 无汗 有汗 自汗 盗汗 大汗 其他__额部微汗__

感知：疼痛　瘙痒　麻木　部位＿胸骨部＿性质＿闷痛＿发作时间＿持续不止＿

口渴：不渴　口渴喜冷饮　口渴喜热饮　口渴不欲饮　其他

听力：正常√下降　耳聋（左　右）　其他

视力：正常　下降√失明（左　右）　其他

睡眠：正常　失眠　多梦　嗜睡　其他＿多梦易醒＿＿辅助用药＿＿＿＿

饮食：饮食如常　纳呆√饥不欲食　多食善饥　食后即吐　其他

大便：正常√便秘　便溏　泄泻　排便不爽　里急后重　　其他

小便：正常√短赤　尿频　尿急　清长　余沥不尽　小便失禁　其他

月经：正常　月经不调　　先期　后期　行经腹痛　崩漏　其他

白带：正常　量多　色黄　清稀　腥味　臭味　其他

4.切脉

切脉：正常　浮　沉　迟　数　弦　滑　涩　洪　细√结代　其他

脘腹：正常√胀满　痛而喜按　痛而拒按　得热痛减　其他

（二）心理、社会方面

家庭关系：和睦√紧张

社交/适应能力：强√　　　一般　　　　差

生活自理能力：可自理√需要协助不能自理

宗教信仰：有　无√

（三）辨证

(1) 病因：外感六淫（风寒暑湿√燥火）内伤七情（喜怒忧思悲恐惊）

　　　　　饮食（不节　不洁）　劳倦√外伤　其他

(2) 病位：心√　肝　脾　肺　肾　小肠　胆　胃　大肠　膀胱　　其他

(3) 病性：风　寒　暑　湿√燥　火　气滞√血瘀√痰饮√血虚　阴虚　气虚

　　　　　阳虚　其他

　　　　　　　　　责任护士＿＿＿王平＿＿＿　护士长＿＿＿赵红＿＿

某中医学院附属医院
住 院 评 估 表

科别 ___内 4___ 姓名 ___刘玲___ 床号 ___12___ 住院号 ___56789___

项目\日期	2003.7.7	7.8	7.9	7.10	7.11	7.12	7.13
呼吸	气短	气短	平稳	平稳	平稳	平稳	平稳
舌象	苔白腻	苔白腻	苔白腻	苔白	苔白	苔薄白	苔薄白
脉象	细涩	细涩	细涩	细	细	细	细
神志	清楚	清楚	清楚	清楚	清楚	清楚	清楚
面色	苍白	少华	少华	红润	红润	红润	红润
情志	焦虑	焦虑	焦虑	焦虑	稳定	稳定	稳定
体位	半卧	平卧	平卧	平卧	/	/	/
睡眠	多梦易醒	多梦易醒	易醒	易醒	易醒	尚好	夜寐
食欲	纳呆	纳呆	纳增	纳增	尚可	尚可	胃口好
口渴	/	/	/	/	/	/	/
寒热	/	/	/	/	/	/	/
卧床	卧床休息	卧床休息	适当活动	适当活动	适当活动	适当活动	练静养功
皮肤	完整	完整	完整	完整	完整	完整	完整
小便	正常	正常	正常	正常	正常	正常	正常
大便	便秘	便秘	燥结	正常	正常	正常	正常
其他	疲乏无力	疲乏无力	倦怠	倦怠	/	/	/
专病主证 感知	胸闷痛、气短	胸闷、气短	胸闷	轻微胸闷	轻微胸闷	轻微胸闷	无不适
签名	王 平	王 平	王 平	王 平	王 平	王 平	王 平

注：1. 呼吸、脉象不记次数，可描述形态，如呼吸困难、脉弦等。

　　2. 专病主证一栏自行填写专科内容，如伤口、T管引流、末梢血运等。

某中医学院附属医院
护理诊断/问题项目表

姓名　刘玲　　床号　12　　住院号　56789　　诊断　西医：冠心病　中医：胸痹

时间	护理诊断/问题	预期目标	护理措施	评价	签名
03.7.7 4PM	1. 舒适的改变 (1) 胸痛：与气滞血瘀，心脉不畅有关	(1) 患者能说出疼痛的程度及原因 (2) 疼痛缓解或消失，引导患者配合治疗，使胸闷症状得到缓解	①发作时绝对卧床休息，协助患者采取舒适的卧位，解开衣领 ②安慰患者，解除紧张情绪，以减少心肌耗氧量。必要时给氧 ③按医嘱给予活血化瘀、理气止痛药，并告诉患者或患者家属用药后可能出现的药物作用，以解除其顾虑 ④与患者一起讨论胸痹发病的诱因，总结预防发作的方法，如避免过度劳累、保持心态平静、避免风寒、调节饮食、保持大便通畅等 ⑤嘱患者疼痛严重时告诉医护人员，警惕心肌梗死	7.10 R	王平
	(2) 胸闷：与痰湿壅塞、胸阳不振有关		①取半卧位或半坐位，给中等流量氧气吸入，每分钟3~4L ②少食多餐，禁食油腻、辛辣之品，以免损伤脾胃，助湿生痰		
	2. 多梦易醒：与心血不足，心不藏神有关	患者能了解多梦易醒的原因，夜寐状况好转	①为患者提供安静睡眠环境 ②睡前用热水泡脚，以宁心安神 ③晚餐不宜过饱；宜食补血益气、安神养心食品 ④按摩神门穴位	7.10 R 7.10 I	王平 王平
	3. 焦虑：与患者对自身疾病缺乏正确认识及家庭、社会和环境的影响有关	(1) 患者能说出焦虑的原因，正确认识疾病，配合治疗 (2) 患者焦虑减轻，情绪稳定	①关心体贴患者，鼓励患者说出焦虑的原因，给予针对性的心理疏导 ②护理人员态度和蔼，做好各项生活护理和技术操作，取得患者信任，减轻焦虑感 ③向患者说明胸痹的有关知识、发病规律及康复护理 ④督促家属、亲友、同事、单位等，给予患者多方面的体贴、关心，使患者精神上得到支持，能安心养病	7.11 R	王平
	4. 便秘：与气机郁滞、饮食不当有关	(1) 患者了解改善便秘的方法 (2) 养成正常排便的习惯	①指导患者养成定时排便的习惯 ②饮食宜清淡，可多食柑橘、萝卜、佛手等理气之品，增加适量麻油、蜂蜜、胡桃肉、松子仁等润肠食物，忌煎炸、辛辣之物 ③每日睡前或早晨按摩大枢穴5~10分钟 ④在耳部相应的大肠、直肠穴位"埋豆"，每日按压2次，每次5~10分钟	7.10 R	王平

评价：S=稳步　I=进步　W=恶化　U=不变　NP=无进展　A=现存　R=解决　RO=不存在

某中医学院附属医院
PIO 护理记录单

科别__内 4__　　姓名__刘 玲__　　床号__12__　　住院号__56789__

日　期	时间	护理记录（P－护理诊断，I－护理措施，O－结果）	签　名
2003.7.7	4PM	1P: 胸痛	王 平
"	"	1I: 卧床休息，遵医嘱给予硝酸甘油片 0.5mg 舌下含服	"
"	"	2P: 胸闷	"
"	"	2I: ①取半卧位或半坐位	"
"	"	②给中等流量氧气吸入，每分钟 3～4L	"
"	"	3P: 焦虑	"
"	"	3I: ①关心体贴患者，鼓励患者说出焦虑的原因，	"
"	"	给予针对性的心理疏导	"
"	"	②护理人员态度和蔼，做好各项生活护理和	"
"	"	技术操作，取得患者信任，减轻焦虑感	"
"	"	③向患者说明胸痹的有关知识、发病规律及	"
"	"	护理措施	"
"	"	④请家属、亲友等，给予患者体贴、关心，	"
"	"	使患者精神上得到支持，能安心养病	"
"	"	4P: 便秘	"
"	"	4I: ①指导患者养成定时排便的习惯	"
"	"	②饮食宜清淡，多食萝卜、润肠食品，	"
"	"	忌煎炸、辛辣之物	"
"	"	③睡前或早晨按摩天枢穴 5～10 分钟	"
"	6PM	1O: 患者主诉胸痛缓解	王　平
2003.7.8	4PM	5P: 多梦易醒	王　平
"	"	5I: ①为患者提供安静睡眠环境	"
"	"	②睡前用热水泡脚，以宁心安神	"
"	"	③按摩神门穴	"
"	"	④睡前一小时饮热牛奶一杯	"
2003.7.9	4PM	2P:	王　平
"	"	3P:	"
"	"	4P:	"
"	"	5P:	"
2003.7.10	4PM	2O: 胸闷症状减轻	王　平
"	"	4O: 大便一次	"
2003.7.11	10AM	3O: 情志稳定	王　平
"		5P:	"
2003.7.12	4PM	5O: 睡眠尚可	王　平

某中医学院附属医院
健 康 教 育 单

科别 __内4__ 姓名 __刘玲__ 床号 __12__ 住院号 __56789__ 诊断 西医：冠心病 中医：胸痹

项 目		日期	对象 患者	对象 家属	护士签名	评价 复述 能	评价 复述 否	评价 护士长签名日期
住院知识	入院须知	03.7.7	√	√	王平	√		赵红 03.7.11
	病区环境	"	√	√	"	√		"
	医护人员环境	"	√	√	"	√		"
疾病知识	1. 疾病名称	"	√	√	"	√		"
	2. 疾病的诱因/病因	03.7.8	√		王平	√		"
	3. 治疗方案	"	√					"
	4. 可能出现的紧急情况及处理方法	"	√					"
	5. 主要护理措施	"	√	√		√		"
	6. 各种检查的目的				"			"
	7. 标本采集注意事项		√	√				
药物知识	1. 服用汤药的方法及宜忌	"	√		√	√		
	2. 主要用药名称、作用	"	√		√	√		
	3. 特殊用药的注意事项、禁忌	"	√		√		√	
	4. 静滴速度调节的重要性	"	√	√	√	√		
饮食	1. 饮食的种类	"	√	√	√	√		
	2. 饮食宜忌	"	√	√	√	√		
	3. 食疗方法	"	√	√	√	√		
心理指导	1. 心理特点	"	√		√	√		
	2. 消除不良心理的方法	"	√		√	√		
			/	/	/	/		
			/	/	/	/		
自我调护	1. 慎起居	03.7.9	√		王平	√		"
	2. 避六邪	"	√		√	√		
	3. 调七情	"	√		√	√		
	4. 功能锻炼	"	√		"			"
手术前后	1. 术前准备		/	/	/	/		
	2. 术中配合		/	/	/	/		
	3. 术后护理		/	/	/	/		
	4. 术后注意事项		/	/	/	/		
配合要求	1. 对患者的要求：安心休养，积极配合治疗及护理 2. 对家属的要求：关心体贴患者 3. 对其他方面的要求							

注：评价时在相应的格内打"√"。

护士长：赵 红
日 期：03.7.11

某中医学院附属医院
出院评估表

科别__内4__　　姓名__刘玲__　　床号__12__　　住院号__56789__

入院日期__2003.7.7__手术日期____/____手术名称____/____

出院日期__2003.7.14__出院诊断__西医：冠心病__　中医：胸痹__

疾病转归：痊愈　稳定√　好转　恶化　自动出院　死亡

一、出院评估

（一）住院期间共提出护理诊断（问题）6个，有效解决3个，基本解决1个，尚存在健康问题：

1. 饮食调养的需要。

2. 健康教育知识宣教的需要。

（二）心理状态：稳定√　焦虑　压抑　悲观　惊恐　绝望

（三）自理能力：自理√　协助　依赖　完全丧失

（四）对宣教理解程度：完全理解　部分理解√　不理解

二、健康指导：根据患者存在的健康问题，提出以下健康指导内容。

（一）生活起居：起居有常，劳逸结合，适当锻炼，以不感觉劳累为度。

（二）情志调节：保持心情舒畅，避免大喜、大悲、愤怒等七情刺激。

（三）饮食调理：饮食宜低热量、低脂、低胆固醇、低盐、高纤维素，少食多餐，忌辛辣、烟酒及动物肝脏。

（四）用药指导：汤剂宜温服，可常服复方丹参片、人参三七粉，以益气养心活血。自备速效救心丸、硝酸甘油片以应急。

（五）特殊指导

1. 定期复查心电图、血脂，有不适随诊。

2. 胸闷发作时，应卧床休息并抬高床头。

3. 平素防寒防暑。

4. 积极治疗高血压。

5. 养成良好的排便习惯，保持大便通畅。

6. 硝酸甘油应放在棕色玻璃瓶内，6个月更换一次。

7. 叮嘱患者若疼痛频繁发作，程度加重，服用硝酸甘油片不能缓解，伴出冷汗、血压升高等病情变化时，应立即送医院就诊。警惕心肌梗死的发生。

主管护士：王平　护士长：赵红

日期__2003__年__7__月__13__日

参 考 文 献

1. 江苏省中医院 . 中医护理学 . 南京：江苏科学技术出版社，1984.

2. 张玉珍 . 中医护理学 . 北京：光明出版社，1991.

3. 麻仲学 . 中国医学预防大全 . 济南：山东科学技术出版社，1991.

4. 刘永兰 . 中医护理学基础 . 北京：学苑出版社，1996.

5. 彭胜权 . 温病学 . 上海：上海科学技术出版社，1998.

6. 贾春华 . 中医护理 . 北京：人民卫生出版社，2000.

7. 黄子杰 . 预防医学 . 上海：上海科学技术出版社，2002.

8. 叶葶葶 . 预防医学 . 北京：人民卫生出版社，2002.

9. 孙广仁 . 中医基础理论 . 北京：中国中医药出版社，2002.

10. 门九章、郭蕾主编 . 中医学导论 . 北京：科学出版社，2001.

11. 杜慧群、刘齐主编 . 护理伦理学 . 北京：中国协和医科大学出版社，2000.

12. 徐作山 . 中医伦理学 . 上海：上海科学技术出版社，1987.

13. 王秀瑛 . 护理发展简史 . 上海：上海科学技术出版社，1987.

14. 何兆雄 . 中国医德史 . 上海：上海医科大学出版社，1988.

15. 周一谋 . 历代名医论医德 . 长沙：湖南科学技术出版社，1983.

16. 殷磊 . 护理学基础 . 北京：人民卫生出版社，2002.

17. 姜安丽、石琴 . 新编护理学基础 . 北京：高等教育出版社，1999.

18. 程爵棠 . 百病中医熏洗熨擦疗法 . 北京：学苑出版社，1993.

19. 彭洁 . 熏洗疗法 . 南宁：广西科学技术出版社，1999.

20. 王旭、莫惠等 . 熏洗疗法 . 南京：江苏科学技术出版社，1998.

21. 董杰、许继增 . 药浴治百病 . 长春：吉林科学技术出版社，1993.

22. 焦素英 . 中医用药护理指南 . 北京：人民卫生出版社，1989.

23. 许济群 . 方剂学 . 上海：上海科学技术出版社，1998.

24. 刘革新 . 中医护理学 . 北京：人民卫生出版社，2002.

25. 国家中医药管理局医政司 . 中医护理常规技术操作规程 . 北京：中医古籍出版社，1999.

26. 戴美娟、王朝晖 . 中医标准护理计划及健康教育指南 . 南京：东南大学出版社，1999.

27. 石学敏 . 针灸推拿学 . 北京：中国中医药出版社，1996.

28. 王敏 . 中医标准护理计划 . 北京：北京科学技术出版社，2000.

29. 杨德贤 . 病人标准护理计划 . 长沙：湖南科学技术出版社，1999.

30. 傅维康．中医护理学历史与中医护理学临床应用．上海：上海中医药大学出版社，2001.

31. 张正浩．实用中西医结合护理学．北京：中国中医药出版社，1998.

32. 彭加珍．中医护理．北京：人民卫生出版社，1990.

33. 吕素英．中医一般护理．长沙：湖南科学技术出版社，1980.

34. 成都中医学院．中医护理学．成都：四川科学技术出版社，1986.

35. 贺永清．中医辨证护理学．西安：陕西科学技术出版社，1986.

36. 张露凡．中医护理理论．北京：中国医药科技出版社，1998.

37. 张年顺．实用中医时间医学．上海：上海中医学院出版社，1991.

38. 张均田．现代药理学实验方法．北京：人民卫生出版社，2000.

39. 王凤英．中医护理学．台北：台北华腾文化公司，2002.

40. 马素华．中医护理学导论．台北：台北五南图书馆，2002.

41. 梁清华．中医护理学．北京：中国人事出版社，1999.

42. 刘启庭．实用中医护理学．济南：山东科学技术出版社，1992.

43. 周平安．中医护理学．北京：北京出版社，1990.

44. 吕素英．中医护理学．北京：人民卫生出版社，1988.

45. 焦素英．中医心身护理学简编．北京：中医古籍出版社，2002.

46. 曹莉萍．实用中医特色护理学．武汉：湖北科学技术出版社，2002.

47. 马锦璋．中医基础护理学．北京：中国中医药出版社，2002.

48. 吴惠民．中医基础护理学．南昌：江西高校出版社，1997.

49. 田香玲．中医临床护理学．沈阳：辽宁科学技术出版社，1992.